AF256430

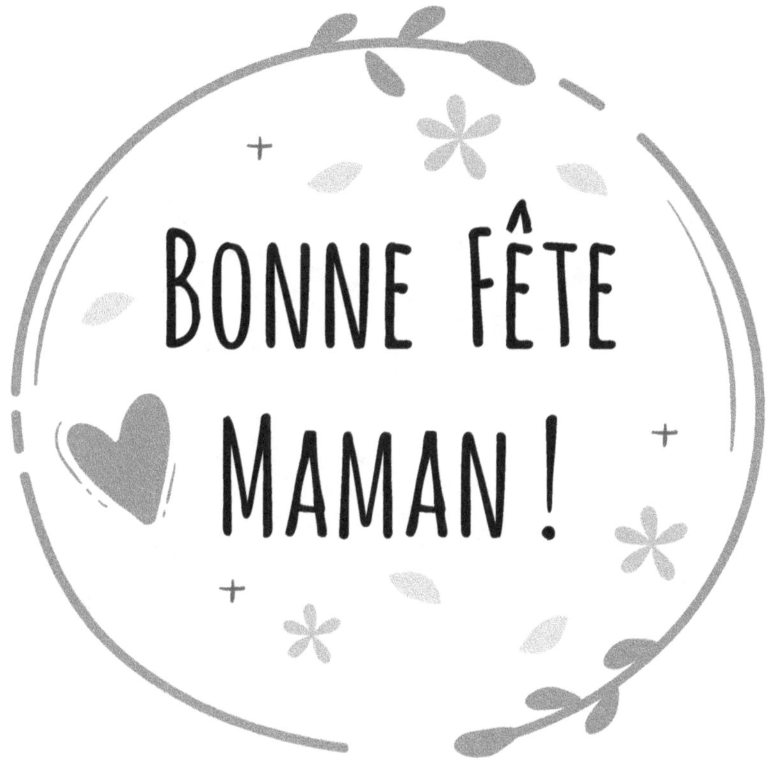

Bonne Fête
Maman !

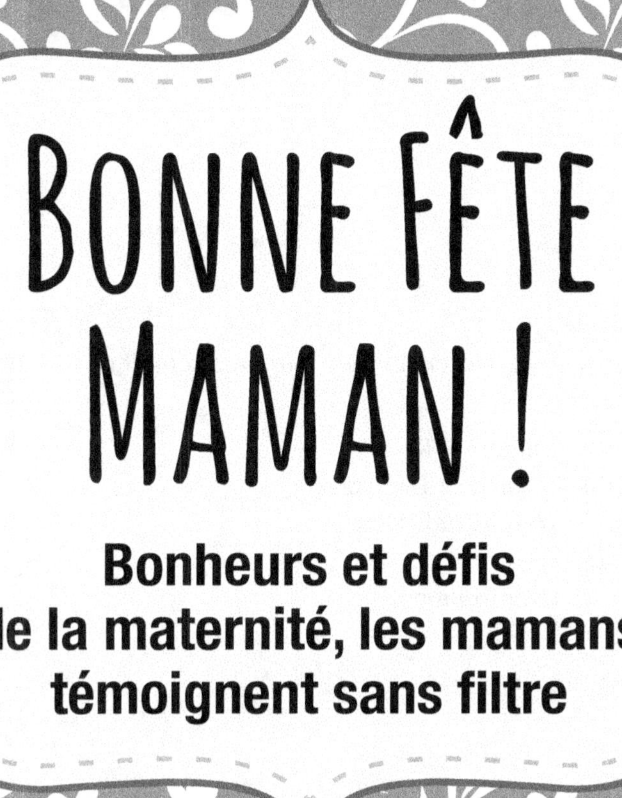

Bonne Fête Maman !

Bonheurs et défis de la maternité, les mamans témoignent sans filtre

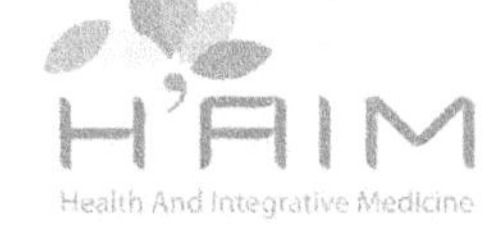

Bonne Fête Maman !
Bonheurs et défis de la maternité, les mamans témoignent sans filtre

H'AIM Publishing, London (UK)
Copyright © 2019 by Justine Lamboley
Design de Couverture : Mihail Uvarov
Relecture : Emilie Trigo
Mise en page : Denis Vorobiov

ISBN 978-0-9934240-9-0

Pour plus d'informations sur nos produits et services, écrivez-nous à :
contact@haim.academy –
H'AIM Health and Integrative Medicine 152-160 city road EC1V 2NX London,
UK. – **www.haim.academy**

INTRODUCTION

Écrire un livre sur la maternité, ou plutôt demander à des mamans d'écrire à propos de leur aventure de maman dans un espace-temps aussi étendu que la conception de l'enfant jusqu'à l'âge adulte, sur des sujets parfois liés à des expériences qui peuvent être très personnelles, a été un véritable défi que je suis fière d'avoir relevé. La publication de ce livre est l'aboutissement d'un parcours de plus d'un an de travail, d'échanges passionnants, de discussions, de réponses enthousiastes de mamans qui souhaitaient se lancer dans cette aventure, mais aussi de quelques déceptions de textes qui promettaient d'être magnifiques mais qui n'ont finalement pas pu être écrits.

En effet, beaucoup de mamans racontaient facilement leur histoire à l'oral, autour d'un bon café, mais il leur était difficile de coucher leur récit sur papier, soit que l'écriture n'était vraiment pas naturelle chez elles, soit que comme toutes les mamans, entre toutes les obligations et activités familiales elles étaient tout simplement dans l'impossibilité de s'investir dans le projet...

« Bonne Fête Maman ! » est l'œuvre de toutes ces mamans, qu'elles soient des mamans connues, des mamans anonymes, des mamans professionnelles de santé, des mamans expertes, des mamans débutantes, des mamans spécialistes de l'éducation, des mamans actives, des mamans au foyer, des mamans mères poule, des mamans indépendantes, des mamans en cheminement, bref, des mamans sous toutes leurs formes qui ont accepté de partager une tranche de leur vie ici.

Une seule condition était demandée pour participer à l'écriture de l'ouvrage « Bonne Fête Maman ! » : qu'une expérience même douloureuse finisse sur une note positive afin d'encourager toutes les autres mamans à trouver une petite étincelle de joie dans ce qu'elles vivent au quotidien. Il n'y a pas eu de sélection de sujets ou de concours d'écriture. Chacune a proposé un thème et a écrit sur ce qui lui tenait à cœur.

L'aventure de maman est passionnante. Elle est fatigante. Parfois éreintante. Parfois surhumaine. Mais c'est une aventure extraordinaire qui nous change en tant que femme et être humain. C'est une aventure qui nous permet d'impacter le monde qui nous entoure et les générations futures en étant actrice tous les jours de notre vie. Et franchement... lorsque l'on voit un sourire sur les lèvres d'un enfant, surtout le sien, petit ou grand, c'est un moment de joie rarement égalé.

Je souhaite que « Bonne Fête Maman ! » ne soit pas seulement un cadeau de Fête des mères que l'on oublie ou que l'on met dans un carton comme les colliers de nouilles et dessins préparés chaque année depuis la maternelle pour l'occasion. Non, je souhaite que ce livre vous rappelle chaque jour que nous sommes de merveilleuses mamans, et que chaque jour est notre fête. Une fête de joie, une fête de partage, une fête pour célébrer le bonheur de vivre.

Je vous souhaite une belle lecture et j'espère que ce livre vous fera sourire et vous encouragera dans votre vie quelle que soit la saison que vous traversez.

Soyez encouragée, renouvelée, et fière de ce que vous accomplissez.

Avec toutes mes meilleures pensées,

JUSTINE

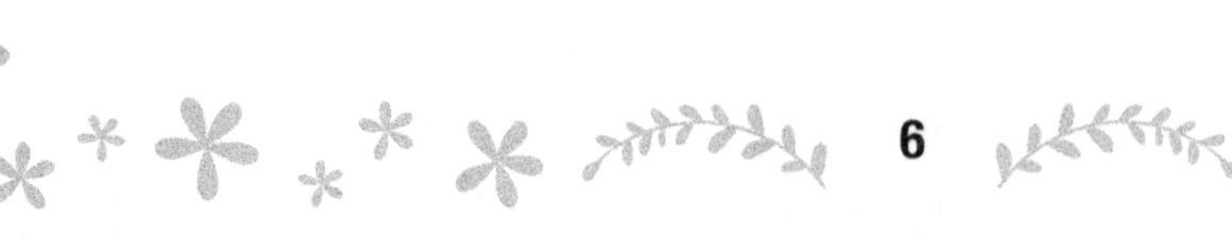

COMMUNIQUER AVEC LE BÉBÉ AVANT QU'IL NAISSE

Communiquer avec le bébé avant qu'il naisse est une aventure passionnante. Je suis sage-femme libérale. Je la vis depuis 27 ans. Je suis aussi maman de deux enfants 23 et 25 ans.

De tout temps, la vie de l'embryon, du fœtus puis du bébé a fasciné les scientifiques. L'homme moderne veut comprendre, savoir, voire contrôler son développement semaine après semaine. Il mesure, scrute, évalue sa conformité (de ses organes, de son âge, de son poids et de sa taille). Ces choses rassurent intellectuellement les parents (et les professionnels aussi). Ces normes le font exister d'une manière scientifiée, mais est-ce suffisant ? Voir ou entendre par imagerie (ou technologie de pointe) interposée ôte-il une part de vivant autour du bébé ? Que vient dire la science à propos de cet être-là ? Permet-elle d'unir le bébé à ses parents sans la raison d'être de ce petit être ? Le lien biologique est irréfutable. Toutefois, qu'en est-il du lien affectif ?

De ma pratique, j'ai observé que la nature du lien est influencée par la manière dont les parents se projettent avec le bébé. Ils le font avec leurs espérances, leurs certitudes, et leur passé respectif (conscient ou pas). Au travers de leurs récits, je découvre comment ils inventent leur lien, comment ils le fantasment au travers une histoire qu'ils se racontent à eux-mêmes. Poser les mains sur le ventre ou le caresser, lire ou raconter une histoire au "ventre", lui dire bonjour le matin ou au revoir le soir, observer pour percevoir ou voir les mouvements en surface, mettre l'oreille pour écouter les bruits, jouer d'un instrument etc. ...

Les parents ont mille et une manières de vouloir établir un contact, à leur convenance. En 27 ans d'expérience, rien n'a vraiment changé dans cette communication maison, mise à part la motivation.

Qu'est-ce qui les encourage à vouloir cette communication avec le bébé in utéro ? Il y a plus de 20 ans, il n'y avait pas vraiment de motivation. Il s'agissait plutôt de curiosité et du désir de découverte. Aujourd'hui, la société a évolué. Les parents veulent être acteurs. Ils veulent combler l'attente des 9 mois en espérant que cette participation leur fasse du bien et apporte un devenir meilleur au bébé à naître. Ce tissage du lien naît de leur désir de créer quelque chose en équipe avec ce nouvel être. Cela corrobore avec la tendance à l'éducation positive ou bienveillante où l'enfant est placé au cœur du système familial.

Pourquoi les gens viennent voir une professionnelle de santé ? Qu'est-ce que j'apporte au cours de nos rencontres ?

Je mets mon expérience au service de la rencontre et du vivant. Je dispose de connaissances médicales et psychologiques. Toutefois, au-delà de cela, je suis là pour eux en tant que personne vivant les choses au moment où elles se passent.

D'une certaine façon, je mets en évidence les choses qui sont déjà là et que les parents ne voient pas encore. Je pointe les différents aspects qui donnent de la qualité au lien. Je donne des repères. Je traduis le monde affectif en mots. Je les guide. Leur relation à trois en germination devient plus vivante au fil des rencontres. Qu'est ce qui donne de la qualité à la relation ?

Bien souvent, on peut penser que les gestes que l'on fait pour l'autre (caresse, tapotis, massage, prendre dans les bras, baisers...) donnent de la qualité. Oui, ces marques d'affection peuvent offrir du bon. Cependant, c'est l'intention qui précède le geste qui apporte vraiment du qualitatif. Elle détermine des nuances qui elles-mêmes donnent du relief à ce qui se passe sur l'instant. Les intentions sont extrêmement riches : douceur, tendresse, légèreté, entourer l'autre de sa présence, invitation, profondeur. Toutes ces intentions ou

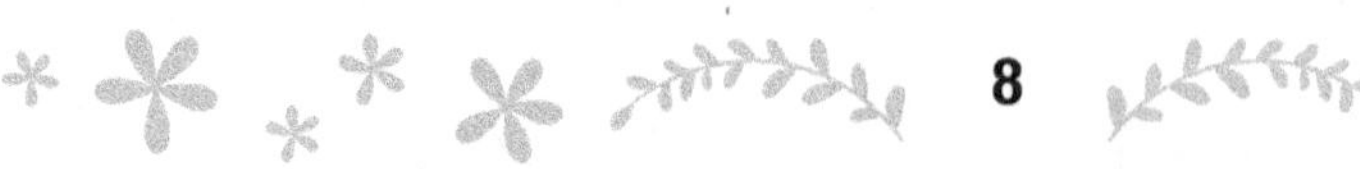

variations d'état d'être vont installer un climat affectif qui est un mélange de respect et d'amitié (que les philosophes grecs appellent « philia »).

De même, l'écoute du tempo va être important. Le tempo est le temps de l'autre, laissant la place à un vrai dialogue, à la réciprocité. Imaginez-vous que nous ne sommes pas égaux dans notre manière d'être ouvert et disponible aux autres. Certaines personnes sont très vite à l'aise dans l'échange, d'autres ont besoin de temps pour se sentir en confiance. Le fœtus aussi. Ce n'est pas parce que les parents ont envie de lui faire du bien que ce dernier est prêt à s'ouvrir à la relation comme ça. Ainsi, ils découvrent que leur bébé a déjà besoin de temps pour répondre. Ils apprennent à écouter son rythme.

Comprenez qu'établir un contact avec un bébé commence par lui offrir un climat de confiance. Comprenez que pour jouer avec quelqu'un, il a besoin de se sentir bien à sa place, de se sentir respecté en tant que personne.

Ainsi avant de proposer quoi que ce soit, jeux ou papouilles, je propose aux parents de prendre le temps, le temps de se poser ensemble, afin d'être entièrement disponibles l'un pour l'autre dans la tendresse. Ils permettent d'ajuster leur présence pour eux-mêmes et leur bébé en s'adaptant au moment. Et, ce sera ainsi dans la vie quotidienne qui sera remplie de gestes répétitifs et de préoccupations pour tous les besoins du bébé (a-t -il bien mangé, dormi, a-t-il fait caca etc. ... ?). En effet, cette façon d'être va rendre vivant le lien dans chaque acte et va diminuer les moments où l'on se transforme en robot appliquant un mode d'emploi sans réfléchir.

De nos jours, entre la tête qui pense et le corps qui change, la distance devient énorme. L'intellectualisation de la grossesse sépare les femmes de leur corps.

Pour compenser cette cérébralisation de la grossesse, les femmes apprennent des procédures. Être dans cette qualité de relation implique le ressenti et non la réflexion permanente sur quoi faire. Le ressenti réunit ces deux espaces (le corps et la tête).

Ma propre présence s'affine au fil de mes années d'expérience. Elle apporte le soutien nécessaire pour que les parents ne mettent pas en doute leur capacité de ressentir les choses. De mon intime conviction, je sais que le bébé comme ses parents a seulement besoin de sentir qu'ils ressentent les choses. En tant que personne, c'est ce qui nous fait exister dans notre qualité d'être. En s'adressant au bébé comme une personne capable de ressentir les choses, ils se positionnent à leur place de parents avec discernement et intelligence. Par symétrie, ils installent leur enfant à sa place au sein de leur famille.

Établir un lien avec le bébé avant la naissance débute par le simple fait de se projeter avec lui. Cela coïncide avec le processus parental qui se met en marche.

Suivant les personnes, au-delà du projet ou du désir d'enfant, certains désirent aller plus loin et vivre une rencontre qui les touche en profondeur et ce sont ces personnes qui frappent à ma porte. Lorsque Justine m'a demandé d'écrire, je ne savais pas comment parler d'un sujet que certains le qualifient de spirituel. Personnellement, je le classerai dans un registre philosophique, car il appartient à mes yeux à l'art de vivre.

FANJA RANDRIAMANJATO

Maman de deux (grands) enfants.

Sage-femme libérale à Marseille et auteure.

Danse, sons, vibrations : accompagner bébé à la naissance

Depuis toute petite, je suis amoureuse des bébés ! Aimantée par leurs regards, émerveillée par leurs potentialités ... Mon métier de sage-femme n'a fait qu'augmenter mon obsession de devenir mère !

Ma première grossesse a été de l'ordre du conte de fées (alors que ma profession m'a fait rencontrer des situations très très éloignées de cette grossesse idéale). La perspective de mon accouchement était en tout premier lieu la vraie rencontre avec mon enfant et ensuite, une curiosité extrême du phénomène de transformation du corps.

J'ai plutôt bien accouché pour l'époque. Avec des spatules parce que petit bassin et sans péridurale parce que c'était il y a 36 ans ! L'expérience a été très forte, en tous les sens du terme. Comme une certaine réalisation mais en rien comparable avec la force de l'attachement que mon fils m'a fait découvrir, la puissance et la douceur de l'allaitement ensuite.

Mon deuxième accouchement a été très rapide. Très violent et extrêmement facile à la fois. J'ai été enrichie d'un deuxième garçon !

Mon troisième accouchement, le plus long, le plus laborieux, spatules et péridurale ... J'ai été enrichie d'un troisième enfant ! Une fille !

Trois enfants, mon rêve devenu réalité ! j'étais totalement comblée ! J'ai adoré mes grossesses, adoré mettre au monde mes loustics, adoré les nourrir de mon lait ! Mes maternités sont quasi la seule part de moi-même ou je n'ai jamais eu beaucoup de doutes.

J'ai découvert la pratique du yoga avec un professeur de hatha yoga indien quelques jours avant la conception de ma fille. J'ai suivi ses enseignements toute ma grossesse et j'ai repris assez vite mon travail, ma fille m'accompagnait et elle était bercée au son des « Om » ... !

Et peu de temps après, pendant une séance de mantras, s'est imposée à moi la mission « de devoir préparer les femmes enceintes en yoga ! ».

Aujourd'hui, j'initie les femmes au mouvement, à la danse du bassin, à la liberté, à la verticalité, à la détermination, à l'écoute des instincts et des besoins, aux vibrations, afin d'inviter ces mères à accompagner leur bébé tout au long du voyage de la naissance. Le père ou l'accompagnant (e) étant un peu le pilier du trio.

Durant mes séances de préparation à la naissance, je propose à la femme d'être à la fois l'INITIEE de ce processus de transformation avec beaucoup d'humilité et l'INITIATRICE en accompagnant en conscience, la petite personne qu'elle a abritée 9 mois. Cet enfant vit un changement extraordinaire de « niche écologique » ! Depuis l'utérus jusqu'à la lumière du dehors ! Tout cela dans la joie et la responsabilité des parents en devenir ...

Accoucher en liberté et en conscience, c'est s'affranchir de l'éducation et du regard extérieur pour être dans l'ouverture extrême et le don de soi.

Je souhaite à chacune de ces femmes de rencontrer leur propre puissance au détour de la grossesse, de l'accouchement, de l'allaitement ou simplement de la relation avec leur enfant

Le retour vers la Femme désirante et désirée n'en sera que facilitée ...
Soyez fière d'être femme !!

Nadine Vella,

Maman de trois enfants

Sage-femme libérale à Marseille

(Clinique Bouchard)

ACCOUCHER À LA MAISON, UN MOMENT MAGIQUE

Il y a maintenant 12 ans que je chemine en tant que maman, mes enfants Louise et Marcello sont âgés de 8 et 12 ans. C'est toujours avec beaucoup d'émotion et d'amour que je partage leurs naissances. Je vivais à Barcelone depuis 3 ans quand mon fils a décidé de naître. Je découvrais lors de ma première grossesse le yoga prénatal, je me souviens encore de la grande joie que la pratique m'offrait pour vivre ce moment en pleine conscience, et sentir au plus profond de moi que je disposais de tous les outils nécessaires en moi pour l'aider à naître. Cela me donnait confiance pour trouver l'hôpital qui respecterait au maximum ce désir de vivre naturellement mon accouchement. Je fus vite déçue en voyant le va et vient interminable des médecins, infirmières et autres internes la nuit de sa naissance. C'était pour nous un moment tellement exceptionnel qui, au sein du milieu hospitalier, se transformait en un acte médical, où nous n'avions pas vraiment les pleins pouvoirs ! après une péridurale inutile et un manque de soutien pour l'allaitement, je me faisais la promesse de chercher une autre alternative pour la venue de ma fille 3 ans plus tard.

J'avais à l'époque la chance d'enseigner le yoga prénatal qui avait été une véritable révélation pour moi lors de ma première grossesse. Chaque jour j'étais alors de plus en plus convaincue d'accoucher de ma petite à la maison. Imaginez la réaction de mon conjoint et de mon entourage ! Pourtant, rien ne pouvait changer cette décision, et je me préparais au cours des mois précédant sa naissance à l'accueillir chez nous en toute sérénité. Je serais assistée d'une sage-femme et de son papa. Il n'est pas évident en Espagne de trouver des équipes disponibles en plein été, pourtant je remarquais que les accouchements naturels étaient de plus en plus fréquents.

Finalement nous avons trouvé la sage-femme qui nous accompagnerait dans cette aventure qui paraît extraordinaire et qui est si naturelle depuis le début de l'humanité. Je me reliais alors à toutes ces femmes, qui accouchaient naturellement avec cette sagesse ancestrale, quand le grand jour arriva !

Nous avions installé dans notre salon un tapis de yoga, un gros ballon, allumé des dizaines de bougies, l'ambiance était chaude et humide en cette soirée d'été. Les premières contractions se firent sentir et nous décidions d'en informer la sage-femme, ayant déjà donné naissance je savais que le moment était venu... Elle nous informait qu'elle ne tarderait pas trop mais comme elle venait de déménager en dehors de la ville, elle espérait faire vite malgré la circulation difficile du vendredi soir.

Elle devait encore gonfler la baignoire que j'attendais avec impatience ! Le travail s'est accéléré et les contractions venaient comme des vagues de plus en plus puissantes, je me souviens du mantra « AUM » que je criais à chaque fois que la douleur s'accentuait, le chant me soulageait c'était incroyable d'être libre, par terre à quatre pattes en mouvement, dansant avec mon ballon... il y avait aussi beaucoup de magie, la lumière des bougies m'aidaient aussi à me connecter à mon essence et à toutes ces femmes qui avaient donné naissance de façon naturelle. Comme mes cris se faisaient de plus en plus profonds, mon conjoint décida de presser un peu la sage-femme qui n'était toujours pas arrivée.

Je crois que pour lui c'était un moment qui l'invitait à lâcher-prise car nous étions tous les deux face à l'imminence de la naissance... je crois qu'il s'échappait parfois dans une autre pièce de la maison pour respirer ! Pendant ce temps j'étais en telle connexion avec mon corps, mon enfant, et tout l'univers vous imaginez ! Chaque fois que j'en parle j'ai des frissons qui me parcourent de haut en bas, c'était le plus beau cadeau que nous nous faisions.

Deux heures après le début du travail, notre petite Louise était dans nos bras, je me souviens qu'elle est descendue comme dans un toboggan jusque dans les mains de son papa, un jeu d'enfants ! Le plus incroyable est qu'elle est née dans sa poche, une petite membrane la recouvrait et nous avons juste dû la déchirer délicatement. Comme un petit animal qui sort du ventre de sa maman sans aucune intervention. Je me souviens que la sage-femme est entrée à ce moment-là, quel soulagement de la voir ! évidemment il était inutile d'installer la baignoire !

Tout allait bien, et nous avons pris tout notre temps pour couper le cordon ombilical, et expulser le placenta. Quel bonheur de voir et toucher le coussin sur lequel notre fille avait dormi pendant 9 mois. Le placenta se conserve et il est conseillé de le consommer sous forme de smoothies pour retrouver toutes ses forces, certains même en font faire de l'homéopathie pour leur enfant. Pour ma part j'étais ravie car je retrouvais une forme olympique juste après la naissance grâce à ce super aliment !

Nous avions touché le Nirvana grâce à cet accouchement naturel, et aujourd'hui encore ce cadeau que nous nous sommes faits nous donne beaucoup de force pour glisser sur tout ce qui nous arrive. Notre petite Louise est une force de la nature et une grande âme qui a su me communiquer comment elle voulait naître. Bien sûr il faut être à l'écoute pendant toute la période prénatale, se faire confiance, avoir aussi une certaine discipline dans sa préparation. Ça ne s'improvise pas, quoique !

DELPHINE REYNAUD

Maman de Marcello et Louise

Professeure de yoga thérapeutique

« L'ACCOUCHEMENT ÇA S'EST PASSÉ COMMENT ? »

Alors, l'accouchement, ça s'est passé comment ? Fameuse question posée à toute jeune maman...

Pour ma première puce, tout s'était bien déroulé, en douceur, j'étais dans ma bulle, j'écoutais ma musique en salle de naissance, c'était parfait. Et je racontais à mes amies : « Merci beaucoup la péridurale ! Quelle merrrrrveilleuse avancée médicale ! »

Après ce premier accouchement, je n'avais aucune appréhension avant la naissance de ma seconde fille. Comme pour la première, j'avais suivi une préparation comprenant du yoga prénatal, j'étais très « zen », sereine, prête.

Et le jour J est arrivé ... Après deux épisodes de « faux départs » survenus quelques jours avant, avec des contractions un peu gênantes, mais évanouies rapidement, le troisième semblait être le bon. Ce matin-là, j'ai donc déposé mon ainée chez sa nounou avant de partir faire quelques courses, histoire de remplir mon réfrigérateur afin d'être « tranquille » lors de mon retour de la maternité. Et quand la caissière m'a demandé si c'était pour bientôt, je lui ai répondu avec un grand sourire : « Je pense que c'est imminent ! » Et je ne pensais pas si bien dire...

Une fois à la maison, en attendant mon mari, j'ai commencé les exercices d'accouchement sur mon ballon et au sol. Et puis d'un coup j'ai entendu un gros « ploc » ! J'étais alors littéralement trempée ! A ce moment-là, le stress est monté d'un cran, car je me souvenais des paroles de ma gynécologue me disant : « Fais attention, pour un deuxième enfant, après la rupture de la poche des eaux, le travail peut aller très vite, j'ai même des patientes qui ont accouché à domicile » ! Bon, bon, heureusement mon mari n'était plus qu'à quelques minutes de la maison et nous sommes évidemment partis très vite à la maternité dès son arrivée. J'avoue quand même, avoir eu très peur d'accoucher sur le trajet dans la voiture (neuve évidemment ...).

20 minutes plus tard, nous étions à la clinique, et quel réconfort, la sage-femme qui m'avait suivie durant la préparation était présente pour m'accueillir. A peine installée, j'étais déjà très émue, les larmes aux yeux, inondés par la joie de cette rencontre imminente. Lors de l'examen, ma première question envers sa collègue de garde a été : « Dites-moi qu'il n'est pas trop tard pour la pose d'une péridurale ? ! ». Mais ouf, elle m'a répondu que non, le travail avait bien commencé mais mon col n'était dilaté seulement qu'à 4 cm. Elle s'est alors absentée pour aller chercher une salle de naissance disponible au cours de cette journée un peu chargée, durant laquelle de nombreux bébés avaient décidé de venir au monde. Je me suis alors « mise dans une bulle », j'ai murmuré, vibré, « dansé », « géré » ces fameuses contractions et patienté en repensant à tous les précieux conseils reçus durant la préparation. Les douleurs augmentaient, cet utérus qui se révélait être une machine puissante, était bien en marche, lancé sur le chemin de la naissance.

Peu de temps plus tard, au cours des quelques mètres de couloir qui me séparaient de la salle de naissance, j'ai ressenti une nouvelle contraction forte, accompagnée d'une pression très importante au niveau du petit bassin. J'ai donc été réexaminée, et alors que le matériel de l'anesthésiste était fin prêt, ma sage-femme m'a annoncé que le col était cette fois complètement dilaté, et que ma fille était effectivement en train d'arriver.

Alors changement de programme... Tant pis pour l'anesthésie, c'est parti pour l'accouchement ! La douleur était bien là à chaque contraction, intense, violente, mais la préparation aide à la gestion de ces moments. Les techniques des poussées enseignées sont par contre revisitées : sans anesthésie, ma position et leur rythme étaient un peu anarchiques, instinctifs, mais finalement très efficaces, et cette deuxième petite fille est née moins d'une heure après mon admission. A ce moment-là, dès la naissance, les douleurs s'estompent, et laissent place à une émotion immense lors du premier contact en peau à peau avec ce bébé, notre bébé. Il faut ensuite passer le cap de la délivrance avant d'être pleinement soulagée, mais cela est rapide.

Je rigole maintenant de cette sensation étrange « d'ouverture », ressentie lors du travail, durant lequel j'entendais résonner dans ma tête la voix de ma sage-femme répétant lors de la préparation : « Accueillez chaque contraction, et sentez le col s'élargir, le passage devenir plus grand ». Ces sensations que je croyais psychogènes sur le moment, ne l'étaient en fait pas du tout, c'est littéralement ce qui était en train de se passer !

A tête reposée, même si le déroulement de ce deuxième accouchement a été très différent de mon premier ou de ce que j'avais pu imaginer, le souvenir reste évidemment merveilleux, et toute la souffrance ressentie a été oubliée en à peine quelques heures. Et, même si j'étais une fervente adepte de l'accouchement sous péridurale, la nature et mon bébé en avait décidé autrement, et cela m'a fait découvrir de nouvelles facettes de la naissance.

Chaque accouchement est différent ! Même si tout ne se déroule pas comme prévu, ce moment est magique et reste l'un des plus beaux d'une vie de femme !

Alors voilà, à cette fameuse question posée à toutes les jeunes mamans, je réponds cette fois-ci et fièrement : « Vite, très vite et sans péridurale ! »

CAROLINE REY

Maman de deux enfants

Maman de préma, ça vous colle à la peau, mais on a dépassé l'épreuve !

Je m'appelle Stéphane, j'ai 30 ans, je suis la maman de Pénélope née à 32 semaines d'aménorrhée +4 jours car oui, chaque jour compte.

J'ai eu un début de grossesse magnifique, des petits maux pas bien méchants du premier trimestre et un deuxième trimestre plus qu'au top.

Vraiment la grossesse parfaite si je puis dire.

A l'époque, je travaillais dans une étude d'huissier et je ne pensais pas que la pression des chiffres que je subissais et la pression que moi je pouvais mettre sur les mauvais payeurs pouvaient avoir une quelconque incidence sur ma grossesse. Mais accoucher prématurément m'a obligée à me poser la question.

Je suis allée à l'hôpital le jeudi 10 août pour faire la troisième échographie obligatoire, j'étais donc à 32 SA. A l'échographie, tout va bien et je commence à partir de l'hôpital quand je décide de faire demi-tour et d'aller voir les sages-femmes pour prendre ma tension, comme cela, juste une petite intuition venue de je ne sais où.

Et là grosse surprise, tension à 18/10, le visage de la sage-femme change, elle me regarde étonnée puis tourne la machine pour pas que je puisse voir les chiffres. Elle enclenche donc un cycle de 30min de surveillance, c'est-à-dire que toutes les 5 minutes la machine prend ma tension. Je fais un test urinaire puis elle m'explique que ma tension et la protéinurie ne sont pas bonnes, qu'il faut prévenir mon mari car mon bébé pourrait naître aujourd'hui.

J'avoue ne rien comprendre à ce moment-là. On me monte en salle de naissance, on me pose un tas de questions, me demande si j'ai tel ou tel signe, car avec une tension aussi haute, je dois avoir des signes mais je n'en ai en aucun. On m'injecte un produit, le loxen, pour faire baisser ma tension et en 5 minutes je passe de 18/10 à 9/10, donc chute de tension, le médicament a trop bien fonctionné et il faut donc attendre que ma tension remonte.

Mon mari arrive et finalement la naissance ne sera pas pour aujourd'hui. On m'installe dans le service grossesse à risque, je ne savais même pas que cela existait. La prématurité n'existait pas dans mon monde, comment un bébé pouvait-il naître trop tôt ? J'allais le découvrir ! Je me suis d'ailleurs inscrite pendant mon hospitalisation sur le groupe Facebook de SOS PREMA pour m'informer en amont.

Les 3 jours qui ont suivi furent intenses mais notre vie allait basculer le lundi 14 août. Après ma batterie d'examen du dimanche, le lundi matin à 8h, le cardiologue et l'obstétricien arrivent en même temps pour nous dire que la césarienne aura lieu ce matin, on m'explique un tas de choses que je n'entends pas vraiment mais soit, notre fille naîtra d'ici quelques heures. Et on allait apprendre que pour les prémas, il y a deux âges, l'âge réel et l'âge corrigé. Jusqu'aux 6 ans de l'enfant préma, on compte ainsi.

On me prépare puis je vais au bloc et à 11h17, Pénélope pousse son premier cri, respire seule car j'avais eu la cure de corticoïdes au moment de mon admission, on me la présente puis la monte au service de néonatalogie où nous allions passer le mois suivant.

Dans notre malheur, j'ai pu avoir une chambre kangourou et être auprès de ma fille nuit et jour. La voir passer toutes les étapes avec force et combativité.

Pour la mise en place de l'allaitement, j'ai eu l'aide d'une conseillère en lactation. Avec la césarienne, la montée de lait est plus tardive mais à 32SA elle n'a pas encore le réflexe de succion. Moi qui ne savais pas si j'allais allaiter, je me retrouvais presque obligée parce que le lait maternel est essentiel pour les bébés préma. En attendant ma montée de lait, Pénélope est nourrie par sonde avec le lait d'une donneuse. Oui, le don de lait est possible, je l'ai découvert car la vie de ma fille en dépendait. Au bout du quatrième jour j'ai eu la fameuse montée de lait tant attendue et à partir de là j'allais devoir tirer mon lait toutes les 3h nuit et jour.

Pénélope ne pouvant et ne sachant pas téter, je devais donc m'astreindre à cette routine. Et grosse surprise, j'avais une très bonne production de lait. Les infirmières et auxiliaires m'ont donc conseillé de faire les tests pour à mon tour faire le don de lait. En 10 jours j'avais déjà rempli le petit congélateur du service de neonat, donc tous les tests faits, les femmes du lactarium pouvaient donc récupérer tout le stock de lait. Et une fois rentrée à la maison, elles passaient tous les 15 jours prendre le lait qui avait été mis de côté. Le don de lait est quelque chose de facile à faire et peut sauver la vie des petits préma qui luttent pour survivre.

Le réflexe de succion s'acquiert au cours de la 34e semaine de grossesse donc Pénélope a été mise au sein fin août, et au premier essai on a fait une pesée avant la mise au sein et une pesée après. Petite victoire car elle ne prend seulement que 2ml... mais c'est un bon début.

Les jours se suivent mais ne se ressemblent pas, elle tète mieux et prend plus. On sait d'ailleurs que la prise de poids et une bonne nutrition conditionnent la sortie de l'hôpital, car d'un point de vue purement physique et au vu de la batterie d'examens qu'elle a dû faire en seulement 3 semaines de vie, elle va bien et le personnel du service est même plutôt surpris. D'ailleurs merci à eux car ils ont été très présents et à l'écoute tant des bébés que des parents.

Le 9 septembre 2017, le médecin nous dit que la sortie est prévue dans 2 jours si pas de retour en arrière d'ici là, mais bien évidemment un certain nombre de rendez-vous sont prévus pour après. Vivre 1 mois dans ce service est une épreuve à elle seule, on voit des petits êtres se battre pour la vie et nous donner une belle leçon de vie.

Le 11 septembre nous rentrons à la maison tous les 3 et la vie de famille pouvait enfin commencer. Mais c'est aussi le début de toutes les inquiétudes. Je suis contactée par la PMI car ils souhaitent venir à mon domicile pour faire une pesée 2 ou 3 jours après la sortie, voir dans quel environnement l'enfant va grandir. Je n'avais qu'une seule envie... dire non, mais j'avais aussi besoin de savoir si elle prenait du poids donc j'ai pris ce rendez-vous. Tout se passe bien, elle a pris 25 grammes environ par jour, me voilà un peu plus rassurée.

Le mois suivant la sortie, pas mal de rendez-vous et tout va bien, la visite du premier mois avec le pédiatre se passe à merveille, elle a pris le kilo qu'elle devait prendre. Ce sera ainsi jusqu'à ses 6 mois environ. Donc nous devenons plus sereins et écoutons les conseils du pédiatre sur la mise en place de la diversification qui se fait à 6 mois. J'ai la chance d'avoir un mari qui est de nature très sereine, il ne faut pas se mettre la rate au court-bouillon pour un rien. Pour lui, tout allait bien se passer.

Toutes les étapes d'évolutions normales de l'enfant sont scrutées et on nous demande d'être encore plus attentifs sur le développement, la motricité ou encore la parole, Alors que pour nous, il faut laisser l'enfant évoluer à son rythme sans se laisser dicter notre conduite. Mais malgré tout, on se doit de faire un minimum attention à leur demande.

Sur le plan médical par contre, sa santé est plus fragile. Les premiers mois c'était ma hantise qu'elle soit contaminée car à l'hôpital ils nous ont bien martelé qu'à la moindre infection, elle serait hospitalisée. Donc les 3 premiers mois, je laissais très peu de personnes l'approcher puis au fil du temps j'ai lâché prise car on s'est aperçu que notre fille évoluait bien. Elle s'est retournée dos ventre à quatre mois et l'inverse à sept mois. Elle s'est mise debout à neuf mois, marcher avec appui à partir de dix et sans appui deux semaines après ses un an. Le pédiatre qui la suit est lui-même étonné car son développement est celui d'un enfant non-préma.

Niveau motricité fine, pas de problème mais le pédiatre garde tout de même un œil jusqu'à ses deux ans pour être sûr de ne rien louper. Concernant le langage, elle dit déjà beaucoup de mots et répète ce qu'on dit mais à ce niveau, les doutes ne seront pas évacués avant ses six ans, voire plus avec sa scolarité.

Contrairement à d'autres parents et témoignages que je peux lire sur le groupe SOS PREMA, nous sommes très chanceux avec notre fille.

Ce que je retiens de cette épreuve, c'est qu'il ne faut pas laisser la peur prendre le dessus sinon on ne fait plus rien mais surtout tout dépend de la personnalité et le caractère de chacun. Nous sommes croyants donc nous avons beaucoup prié et notre famille et amis aussi. Grâce à Dieu, à l'heure actuelle la santé et le développement de Pénélope est tout à fait normal. Espérons que cela continue ainsi !

STÉPHANE PIERRE

Maman de Pénélope

17 mois + 2 = 19 ;-)

Mon accouchement prématuré s'est bien terminé...

J'ai vécu une grossesse sereine et épanouie jusqu'à la fin du cinquième mois où j'ai appris lors d'une visite chez la sage-femme que mon bébé était positionné un peu trop vers le bas. J'ai toujours cru que mon corps était bien préparé pour porter ce fœtus jusqu'au bout, que tomber enceinte si jeune me serait d'un grand avantage pour vivre une grossesse sans surprise. J'ai fini par comprendre qu'on peut tout prévoir sauf le déroulement d'une grossesse et encore moins un accouchement.

La sage-femme n'était pas très inquiète pour ce bébé trop bas (en tous les cas, pas plus que pour les 13 kilos que j'ai cumulés au fil des 5 mois). Elle m'avait juste recommandé de me reposer. A vrai dire je n'avais pas trop pris les choses au sérieux, je ne savais pas ce que signifiait « un bébé trop bas » et encore moins les conséquences.

Vers le sixième mois, je m'étais rendue à l'examen mensuel avec un des gynécologues obstétriciens de la maternité. Son constat me coupa le souffle ! je me souviens bien de ses mots « Votre bébé est trop bas à ce stade de grossesse ce n'est pas bon du tout. Vous risquez d'accoucher prématurément ». À ce moment-là j'ai vraiment réalisé l'ampleur de la situation et pour la première fois j'ai ressenti une immense envie de protéger ce petit être à qui je commençais déjà à m'attacher. C'est magique de porter la vie, la vie d'une si petite créature que l'on n'a jamais vue mais pour qui on est prête à tout pour la préserver.

J'ai suivi les recommandations à la lettre ; repos forcé, interdiction de marcher et position allongée. Certes, il n'est pas évident de passer sa journée allongée sur un lit jour et nuit sans pouvoir se lever. Je n'avais pas le choix. J'étais décidée à tout faire pour donner à mon bébé le temps de grandir au fond de moi bien au chaud et prendre un peu plus de forces pour se préparer à affronter la vie à l'extérieur. Chaque jour était une chance pour moi, lui, nous tous. Une chance pour la vie.

Une sage-femme me rendait visite à domicile trois fois par semaine pour une séance de monitoring pour vérifier le niveau des contractions. A chaque fois qu'elle venait me voir elle m'encourageait à tenir bon. Je crois bien qu'elle savait à quel point j'avais besoin de quelques mots de réconfort. Ce n'est pas simple de devoir se priver de bouger ou de sortir pour prendre l'air. A chaque réveil le matin je me demandais si j'allais encore tenir jusqu'au soir, j'étais tellement épuisée qu'au fond de moi j'espérais que ça soit le dernier jour. Mais je ne pouvais pas être aussi égoïste et ne penser qu'à moi, je ne devais pas l'être. Alors je priais pour que ce ne soit pas le jour J et pour que je sois encore patiente. Je ne savais pas combien de temps j'allais tenir mais j'espérais bien que ça serait aussi longtemps qu'il le faille pour donner à mon bébé toutes les chances d'être prêt.

J'ai perdu les eaux le 3 juillet 2013 à 6 heures. J'étais à 35 semaines de grossesse. Certes c'était encore un peu tôt mais je me forçais à croire qu'avec un peu de chance ses poumons seraient suffisamment matures pour qu'il puisse rester à mes côtés. Sans surprise je n'avais pas préparé ma valise de maternité puisque je ne pouvais pas sortir acheter le nécessaire, j'avais à peine un petit bonnet et une paire de chaussettes. Le plus important c'était que mon bébé grossisse et soit en bonne santé. A la maternité, à 15 heures exactement, le moment tant attendu est venu... j'entends ses pleurs. Je le vois, je le touche. Mon Dieu merci ! il respire ! il pesait 2 kg 200 ! il était tellement beau mais encore plus beau que ce que j'avais imaginé. Cette petite merveille portait désormais un joli prénom : Imrane.

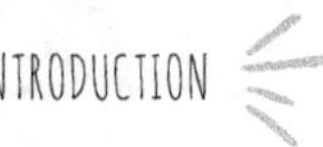

Les premiers jours à la maternité furent difficiles pour moi. Imrane n'avait pas le réflexe de succion. Moi qui voulais tant l'allaiter ! il n'avait pas pris une seule goutte les trois premiers jours de vie. Il a continué à perdre du poids, lui qui était déjà trop petit ! On avait tout essayé pour l'aider à se nourrir (lait artificiel pour les prématurés, seringue avec du lait maternel que je tirais régulièrement pour favoriser la montée de lait, bout de sein en silicone...). Je me souviens d'avoir été parfaitement accompagnée dans ma démarche d'allaitement durant les neuf jours passés à la maternité. Une consultante en lactation venait plusieurs fois dans ma chambre à l'hôpital pour m'aider à la mise au sein. On passait de longues minutes, parfois des heures à essayer. J'avais peur de ne pas pouvoir l'allaiter, je ne savais pas trop quoi faire alors j'ai décidé tout simplement d'arrêter de le forcer à prendre le sein. Je l'ai pris dans mes bras, mes yeux fixés dans ses yeux et je lui ai dit ces paroles : « Je me sens frustrée à force d'essayer de te mettre au sein sans succès mais il me suffit de poser mon regard sur ton petit visage d'ange pour réaliser à quel point j'ai envie de recommencer pour enfin réussir ». Il avait fixé son regard sur moi à son tour, un regard tendre, gracieux, un regard de reconnaissance. J'avais les larmes aux yeux !

Le soir même Imrane avait réussi à téter. Certes très peu, mais c'était suffisant pour stopper sa perte de poids. Trois jours plus tard on avait enfin la permission de quitter l'hôpital.

A la maison on était beaucoup plus proches, l'allaitement était parfaitement mis en route. Imrane tétait de plus en plus pour mon plus grand bonheur. On a passé des mois et des mois collés l'un à l'autre. Je l'ai allaité jusqu'à ses deux ans.

Aujourd'hui Imrane a cinq ans et demi. Il est né prématuré mais il s'est vite rattrapé. Quand je le vois avec ses camarades de classe je le trouve même très grand. Un bébé prématuré est un bébé comme les autres, c'est juste qu'il avait un peu plus hâte de venir au monde.

Je pense qu'on a énormément besoin d'être épaulée dans des moments pareils pour ne pas lâcher. Les personnes les mieux placées

pour le faire sont souvent nos proches. Je n'avais malheureusement pas de famille à mes côtés mais cela ne m'a pas empêchée d'être entièrement comblée grâce à la présence de mon mari et son soutien. Je pense aussi qu'à l'intérieur de chaque maman existe une force particulière comme si c'était une sorte de réserve pour affronter les jours qui suivent l'accouchement, les nuits blanches, les pleurs de bébé, la mise au sein, la fatigue physique, la douleur postnatale. L'instinct maternel est tellement magique que nous finissons toujours par adopter le bon geste au bon moment.

Mon vécu représente une histoire parmi d'autres. J'ai eu beaucoup de chance d'avoir mon bébé à mes côtés malgré son petit poids, de pouvoir le voir, le toucher et le caresser sans aucune barrière entre nous. Certains bébés naissent bien plus prématurément que le mien, ils sont séparés de leurs mamans pendant des jours, des semaines voire des mois pour pouvoir survivre. Ce temps passé à combler son bébé derrière une couveuse n'empêche jamais de nouer un lien avec lui, de lui témoigner son amour et de lui dire à quel point on a hâte de rentrer avec lui chez soi.

Chaque expérience d'un parent avec son bébé est unique. La mienne est une leçon de vie sur la patience et la persévérance.

IMANE,

26 ans, auditrice légale

Maman de 2 enfants : Imrane 5 ans et demi et Linda 1 an

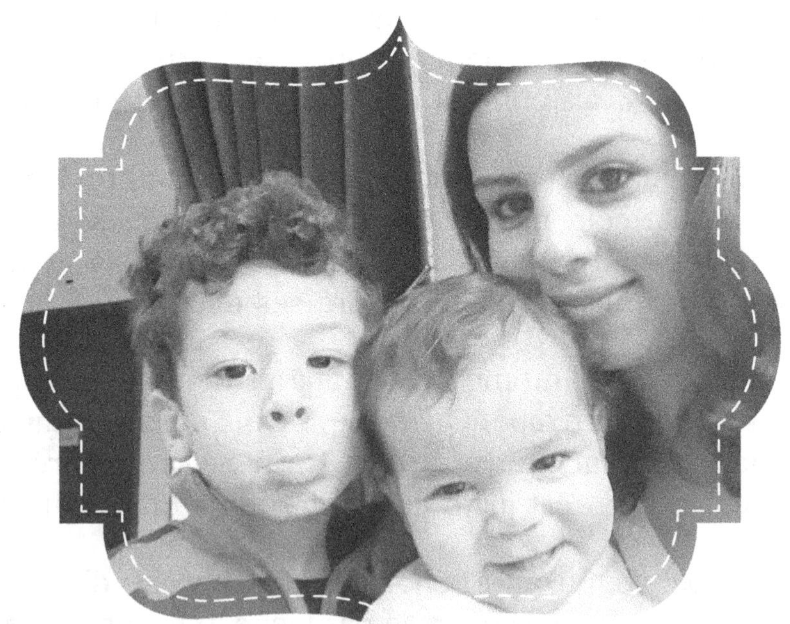

Je ne voulais pas être enceinte, et pourtant ... !

Je voulais être Maman, j'étais convaincue que nous pourrions être de chouettes parents, j'adorais les enfants... mais je ne voulais pas être enceinte.

Pas envie de grossir, pas envie d'être malade, pas envie de ralentir, voire de stopper certaines activités, pas envie d'avoir des vergetures, pas envie de faire de la rétention d'eau en été, pas envie de me passer de 9 mois d'apéros entre copines, pas envie d'accoucher...

Je voulais bien un bébé « tout fait », mais je ne voulais pas être enceinte.

Et puis je suis tombée enceinte. Tomber est un mot qui tombe à pic lui aussi, comme si on tombait malade, et ça répondait plutôt bien à toutes mes angoisses.

Je ne peux pas dire que j'ai aimé ces 9 mois, mais je peux en revanche évacuer toutes les inquiétudes que j'avais : je n'ai eu aucun désagrément pendant l'intégralité de ma grossesse. Sauf le poids, mais à ma reprise du boulot, 3 mois après, je reportais mes jeans en 36. Pour le reste, rien. J'ai traversé ces 9 mois avec une facilité déconcertante, allant même en réunion jusqu'à la veille de l'accouchement, rentrant chez moi à 22h, ma fille, moins de 12h plus tard étant dans mes bras.

Et là, là je dois bien avouer que la magie a opéré. Ce n'était pas n'importe quel bébé, ce n'était pas un bébé « tout fait » que j'aurais pourtant évidemment été prête à aimer, c'était MON bébé. MA fille. Ma minuscule petite fille, manifestement apanage des mamans « speeds ». Ma minuscule et microscopique petite fille de 2,3kg qui apparaissait comme par magie. A la seconde où j'ai compris que ce petit être était mon enfant pour la vie, j'ai compris qu'elle serait unique pour le restant de nos jours.

Elle va avoir 8 mois à l'heure où j'écris ces lignes, et pas un jour ne passe sans que je la regarde avec émerveillement. C'est moi qui l'ai faite ! C'est évidemment la plus jolie petite fille du monde, et c'est la mienne. Les traits de son visage s'affinent et je suis tellement fière d'y repérer des ressemblances, tellement heureuse lorsque l'on me dit que cette gamine a mon regard, que rien au monde, jamais, ne me fera regretter de m'être tout de même lancée dans l'aventure.

C'est désespérément Ma fille, et j'en suis résolument folle d'amour !

EMILIE TRIGO

Professeure des écoles
Maman d'Ambrine, 16 mois

La plus belle chose est là

J'ai toujours rêvé d'être maman, d'avoir un joli ventre rond comme toutes ces femmes que je voyais. Et puis mon tour est arrivé, un bébé désiré, attendu, venait de s'installer au creux de mon ventre. J'avais plein d'appréhensions comme le fait que le fils de mon conjoint ne m'aime plus, de ne pas être à la hauteur... Seulement, rien n'était comme je l'avais imaginé. Au premier trimestre j'ai été malade sans arrêt, donc obligée d'arrêter de travailler tellement je n'étais pas bien. Et puis ensuite j'avais terriblement mal au ventre, bébé était très bas, chacun des mouvements de bébé me donnaient l'impression de coup de poignard, je détestais, je haïssais cet être qui grandissait en moi, je ne comprenais pas cette joie que peuvent ressentir les femmes enceintes. Je n'en voulais plus, je me sentais incapable de l'aimer puis de l'élever. Mon conjoint savait ce que je ressentais mais comment en parler aux autres, même la sage-femme n'a pas su entendre mon mal d'être, « ce sont les hormones » voilà ce qu'elle m'a dit. En parler autour de moi était impensable, je trouvais cela tabou, malsain. Alors je n'en parlais pas, ma grossesse et ce mal-être était un sujet que j'évitais au maximum. Ce n'est qu'aujourd'hui, deux ans plus tard que j'ose dire à mes proches ce que je ressentais alors.

Et puis en ce jour de mai, je n'étais pas bien du tout, jamais je n'avais été aussi mal. Mais j'avais été malade et pas très bien toute cette grossesse et il me restait encore deux mois à tenir, donc je ne m'inquiétais pas outre mesure.

Rien n'était prêt dans la maison, nous venions de déménager, et comme je n'avais pas été impliquée dans ma grossesse, il n'y avait rien de prêt pour le bébé. Pas un vêtement, pas un doudou, elle ne pouvait pas arriver aussi tôt. Mais au bout de trois jours de douleurs intenses et de vomissements, mon conjoint m'a emmené voir la sage-femme. Et là, je me suis rendue compte lors de l'osculation que bébé voulait sortir depuis trois jours ! et que je l'empêchais de venir car il était impensable pour moi qu'il arrive maintenant, si tôt. Quand on a expliqué la situation à la sage-femme et que l'on a vu son regard se décomposer, téléphoner aux pompiers, j'ai cru que mon bébé était mort. Mais non, bébé était juste en détresse car il voulait venir nous rencontrer depuis trois jours maintenant. Son petit cœur battait et ce moment m'a fait prendre conscience de l'amour que j'avais pour cet être que j'avais tant détesté pendant 7 mois. Après une journée à la maternité sous surveillance, un bain, et du repos (quoique pas très reposant !), je suis partie en salle d'accouchement, avec une chouette équipe qui était là pour veiller sur nous. Je ne voulais pas de péridurale, mais finalement l'épuisement a eu raison de ce choix, je n'avais plus aucune force pour réussir à pousser, d'ailleurs je ne savais même pas comment faire puisque mon premier cours de préparation à l'accouchement devait avoir lieu le jour-là. Impossible pour moi de comprendre comment pousser, c'est à l'aide des spatules et d'une épisiotomie, que notre fille est née, minuscule mais en bonne santé. Son petit poids, 1,800 kg, inquiétait un peu le corps médical, mais tout allait bien, c'était l'essentiel.

La plus belle chose que l'on avait faite ensemble avec mon conjoint était là, enfin. Et l'amour arrivait. Tout de suite mise en néonat, je n'ai pas eu la chance de faire du peau à peau à sa naissance. Il a fallu attendre quelques heures pour que l'on me la rende, et ce fut une longue attente. J'avais finalement hâte de pouvoir la serrer contre moi, de la faire téter. Nous allions en néonat pour la rencontrer. Le papa avait fait tous les soins avec la puéricultrice, elle faisait 1,800kg pour 42cm ; et là je l'ai vue pleine de fils, de bips, de trucs partout... mon bébé paraissait tellement fragile. Mais j'ai tout de même pu en profiter, la prendre contre moi, faire du peau à peau.

Pour l'allaitement ce n'était pas gagné, née à 34 semaines, le réflexe de succion n'était pas acquis. Alors pour commencer j'ai tiré mon lait, afin qu'elle puisse l'avoir par le biais de la sonde qui la nourrissait. Chaque jour, je lui proposais le sein, ça ne fonctionnait pas, j'étais prête à renoncer, car je voulais rentrer chez nous. On est à une grosse heure de la maternité, donc cela signifiait beaucoup de transport. Et puis une puéricultrice m'a dit « vous savez peut-être que l'allaitement n'est pas fait pour vous ! ». Cette phrase m'a fait un sacré effet, il était pour moi inconcevable de ne pas allaiter. Une autre puéricultrice m'a proposé de tenter les bouts de seins, en m'indiquant bien les risques que ça pouvait engendrer. J'ai tenté, pas simple mais ça a fonctionné, c'était même magique. Je me souviendrai toujours de cette première tétée, où en la pesant avant et après, on a vu qu'elle avait bu environ 100ml. Notre aventure lactée a commencé ce jour-là, une semaine après la naissance.

A partir de là tout est allé vite, bébé pouvait venir dans ma chambre la journée, et il fallait qu'elle mange correctement et seule sur plusieurs jours pour espérer une sortie. Pari gagné une semaine plus tard. Nous avons pu rentrer à la maison. Beaucoup de bonheur et d'appréhensions car on se retrouvait tout seuls avec ce tout petit bout, mais j'ai été tellement bien accompagnée par des puéricultrices et une consultante en lactation, que l'allaitement fût un véritable succès. A partir du jour où l'on a retiré les bouts de seins, la prise de poids a été continue et c'était également le jour prévu du terme.

Aujourd'hui, j'en suis à deux ans d'allaitement. Avec des moments compliqués car cette grossesse reste gravée en moi, parce que l'on ne nous informe pas assez concernant les pics de croissance des bébés par exemple, mais les mauvais moments s'oublient vite. Par contre les heures de câlins, de portage, de proximité, de complicité resteront à jamais. Je ne pensais pas allaiter si longtemps, mais une fois commencé je ne voyais pas comment enlever ce lien, 3 mois, puis 6 puis 1an ont passé et puis voilà ça continue.

Cette relation avec ma fille, c'est l'allaitement qui me l'a permise et qui me permet encore de rattraper tous les moments de la

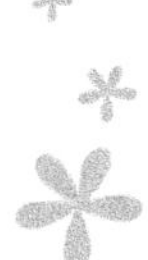

grossesse où je l'ai ignorée. Je recommencerais des milliers de fois cette aventure lactée, je la conseille à chacune.

J'ai repris le travail à la sortie de la maternité, avec la chance d'avoir ma fille contre moi toute la journée, j'ai allaité en public et c'était une grande fierté. J'ai donné des cours de poney avec ma fille dans le dos entre deux tétées, et puis j'ai quitté ce travail pour avoir tout le temps nécessaire que ma fille demandait en grandissant. De mon côté, j'ai besoin de lui rappeler à quel point elle est précieuse, unique, aimée, c'est ma fille, celle dont j'ai rêvé, celle que j'ai voulue, et celle qui fait de moi une personne comblée. Dès sa naissance il m'était impensable de la laisser seule, de la quitter des yeux.

C'est une petite fille très autonome, pleine de vie, pleine d'humour et d'amour, peut être cette autonomie est due à cette grossesse, où elle a appris à faire seule, peut-être pas... Pour l'instant je ne sais pas si la grossesse lui laisse des traces. Sûrement, elle a vu le micro-kiné, l'ostéopathe pour alléger le poids de ce qu'elle a vécu pendant 9 mois. Et j'espère pouvoir, quand elle en aura la demande, lui raconter ces moments, lui expliquer, la rassurer...

Je n'oublierais jamais cette grossesse, ce mal-être, cette impression d'avoir un ovni dans mon ventre. Je m'en veux d'avoir fait vivre à ma fille tout cela pendant 7 mois. Grâce à l'allaitement j'ai pu rattraper ces durs moments. Je m'en veux de ne rien avoir dit, de ne pas avoir insisté, quelqu'un aurait pu m'aider...

MARGAUX, 28 ANS

Maman de Elisabeth, 3 ans

La césarienne ! Des jugements, des peurs, mais quelle aventure !!!!

J'ai 33 ans. J'ai suivi six opérations dont trois césariennes programmées et une césarienne d'urgence.

Durant toutes mes grossesses, j'ai été minutieusement suivie par des médecins extrêmement compétents. Lors de ma première grossesse, mon gynécologue m'a prescrit une pelvimétrie. Il s'agit d'un examen consistant à mesurer la taille du bassin de la femme et la taille de la tête du bébé afin de s'assurer que ce dernier dispose d'un espace autorisant un accouchement par voie basse. Dans mon cas, les éléments recueillis faisaient apparaître un risque et nécessitaient un accouchement par césarienne. Cette annonce ne m'a pas dérangée, bien au contraire. J'apprécie la planification et l'organisation inhérentes à cette forme d'accouchement. A chaque césarienne, j'ai bénéficié d'une anesthésie péridurale. Cela s'est toujours très bien passé. En revanche, cette méthode génère des sensations désagréables lors de l'accouchement. Ensuite, j'ai été sous morphine pendant trois jours ce qui a énormément soulagé ma douleur et m'a permis de m'occuper de mes bébés. Je ne les ai jamais laissés à la nurserie car j'ai une peur aigüe des enlèvements d'enfant.

A chaque accouchement, mon mari David ne pouvait être présent que le jour J car il devait garder les autres enfants. J'étais donc seule avec le nouveau-né pendant la totalité du séjour à la maternité. Cette situation était difficile et désagréable à gérer car les opérations répétitives avaient profondément meurtri mon corps.

Avec mon mari et héros, nous souhaitions très fortement avoir une famille nombreuse. Il s'agit d'un projet ambitieux que nous doutions de pouvoir mener à terme en raison de la nécessité de recourir systématiquement à une césarienne pour chaque accouchement.

Mon premier garçon Aurélien est né par césarienne programmée en 2012.

La manière d'accoucher m'importait peu. Le plus important, le plus essentiel était d'être enceinte. C'était pour moi un évènement incroyablement génial et presque inespéré. En effet, quelques années auparavant, j'avais subi une opération d'ablation d'un ovaire et demi. Nous étions tellement heureux. Nous sommes partis à l'étranger en vacances et nous sortions beaucoup.

L'accouchement d'Aurélien fut merveilleux. Pendant cette grossesse et l'accouchement, je me suis sentie pleinement heureuse. Puis, je rentre à la maison, me regarde dans le miroir et, là, je découvre un monstre : « Oh mon Dieu je suis si moche ». De son côté, mon mari est papa et est toujours aussi beau qu'avant alors que moi je suis devenue un monstre. Je me déteste, je vais casser tous les miroirs de la maison. L'image que j'avais de moi-même était si négative que j'ai fait une dépression postpartum. J'ai eu des pensées si obscures.

C'était juste le tout début d'une folle et merveilleuse aventure.

Mon deuxième garçon Maximilien, est né par césarienne programmée en 2014. Mon mari David, mon fils Aurélien et moi-même étions tellement heureux. Cependant, dès le départ de cette grossesse, nous avons eu des problèmes de placenta. Cette situation est apparemment courante après une première césarienne. Cet écueil fut promptement résolu mais la peur avait eu le temps de s'ancrer fermement dans nos pensées. Par ailleurs, Maximilien se développant très bas, j'éprouvais de grandes difficultés à marcher et à faire le moindre geste. A la maison, pendant que mon mari David travaillait, je devais tout gérer toute seule : ménage, mon fils Aurélien… Devant tous ces efforts physiques pénibles et douloureux, mon stress de perdre Maximilien était intense. J'ai également eu des saignements ce qui augmentait substantiellement mon angoisse. Grâce à un col « en béton », selon les termes de mon médecin, Maximilien a réussi à bien se développer. Ce fut une longue attente pendant sept mois. Quand Maximilien est né, nous avons ressenti un grand soulagement. Il est né à sept mois et demi, petit et mince mais en bonne santé. Cet accouchement m'a marqué. J'ai senti que Maximilien n'était pas prêt à naître mais c'était très risqué d'attendre davantage. Cette grossesse et cet accouchement ont généré en moi énormément d'émotions. Il été si petit et si mince qu'après sa naissance à la maternité, il n'arrivait pas à prendre de poids. Je culpabilisais. Je pleurais beaucoup et demandais pardon à Maximilien.

Ma première fille Angélique est née par césarienne programmée en 2015. Une grossesse remplie de fatigue. J'ai souffert d'insomnie durant la quasi-totalité de la grossesse. J'ai été également très sévère avec moi-même. Certes j'étais enceinte mais j'étais avant tout la maman d'Aurélien et de Maximilien et ils avaient besoin de moi. Chaque journée était stressante pour moi car bien qu'ayant deux ou trois heures de sommeil il fallait que j'offre de magnifiques journées à mes garçons, que je ne néglige pas mon apparence physique, la maison et mon mari David. Je crois vraiment qu'il n'y a qu'une puissance divine qui m'ait fait tenir. Ensuite, le sexe. Quand j'ai su que c'était une fille, j'étais si triste. Je voulais quatre garçons.

Je trouvais que la vie biologique d'une femme est très dure. Je savais ce qui attendait ma fille dans ce domaine et j'en étais attristée. A ce moment-là, je suis rentrée dans un processus d'amour, d'acceptation et de valorisation de la femme. Nous sommes des êtres merveilleux et complexes. Il n'y a qu'un être divin pour créer autant de complexité et perfection dans un seul être humain.

Angélique est née en parfaite santé. L'accouchement s'est très bien passé. A la maternité, j'étais dans un état émotionnel très stable.

Ma deuxième fille Valentine est née en 2016 par césarienne d'urgence. Nous avons reçu des appréciations plutôt négatives dans la famille à l'annonce de ma quatrième grossesse. Pour la plupart de nos parents, avoir quatre enfants avec des âges aussi rapprochés représentait une charge de travail énorme et constituait une véritable folie. La grossesse de Valentine conjuguée à la gestion quotidienne de trois enfants en bas âge, fut extrêmement fatigante. Pour l'éducation académique de nos garçons, nous suivons un programme d'enseignement par correspondance. A elle seule, cette activité nécessite de 4 à 6 heures de travail scolaire par jour. Sur le plan médical, la grossesse s'est très bien déroulée mais Valentine a décidé d'arriver trois jours avant le rdv de la césarienne. L'aventure avec elle a réellement commencé à cet instant. J'ai enfin connu les contractions d'un accouchement ! Quelle expérience !! Samedi toute la journée chez IKEA, nous étions tous fous de joie de procéder aux derniers préparatifs avant l'arrivée de Valentine. Le retour à la maison depuis IKEA fut long dans notre mini voiture de l'époque pleine à craquer. Valentine a commencé à signaler son souhait de sortir vers 23h avec des contractions toutes les vingt minutes puis toutes les quinze minutes, toutes les dix minutes. A 2 h du matin le lundi, je voulais encore attendre afin que nous puissions déposer les trois enfants à la halte-garderie à 9h pour ensuite partir à la clinique qui se trouve à plus de 100 kilomètres de notre domicile. Mais Valentine n'était pas de cet avis. Alors à 2h du matin le lundi, nous quittons tous la maison pour nous rendre à la clinique. David n'a pas eu d'autre choix que de me laisser devant la clinique et rentrer à la maison avec nos trois enfants Ce fut une grande frustration et un grand chagrin car mon mari et héros David a toujours assisté aux césariennes. Je monte donc seule et il est impossible d'attendre, la situation de Valentine impose que je sois opérée au plus vite. Mon mari David a finalement pu rencontrer Valentine à midi. Mais dans toute

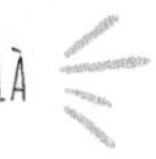

situation nous restons positifs et de cette attitude se dégage quelque chose de divin dans l'air. Toute l'équipe médicale a été si merveilleuse avec Valentine et moi. Mon mari David et les trois enfants ont pu voir naître Valentine en direct via FaceTime.

Une césarienne reste quelque chose de délicat. Une cicatrice que nous ne pourrons jamais effacer. Notre corps est ouvert et marqué. Notre corps est blessé. Il n'a pas le temps de se préparer. Il est traumatisé. La récupération est douloureuse et délicate.

Le souvenir du bloc opératoire est à jamais dans nos têtes. L'odeur, les sensations provoquées par le bistouri, la lumière du bloc, la fraîcheur. Je ressens encore les mains du chirurgien dans moi, les mains qui viennent chercher mon bébé dans mon corps. Ce sont des sensations vraiment particulières.

Ça reste une pression psychologique mais ne perdons pas l'essentiel des yeux. Ça reste un accouchement et un accouchement est merveilleux.

Pour moi un accouchement est une montagne russe d'émotions mais en aucun cas ne fait d'une femme une maman. Le cœur de mère est quelque chose de divin qui n'appartient qu'à chacune d'entre nous de développer.

Aujourd'hui Aurélien a 5 ans, Maximilien 3 ans, Angélique 2 ans et Valentine 1 an. Ils vont d'excellence en excellence dans tout ce qu'ils entreprennent.

Il n'y a pas de croissance sans épreuves, difficultés et échecs qui nous poussent à exercer notre persévérance et à atteindre des niveaux que nous pensions hors de notre portée.

Je suis une maman avec un niveau d'engagement important et je n'ai jamais laissé mon état émotionnel affecter négativement mon foyer.

Je me trouve à nouveau jolie. J'ai encore du chemin à parcourir dans l'acceptation de ma personne. Mais si c'était à refaire alors je recommencerais. Aujourd'hui, je ne changerais rien de ma vie. Enfin si, peut-être les hurlements de Valentine quand elle veut que je la prenne dans mes bras (LOL).

J'aime la cicatrice de mes césariennes, je la trouve jolie vraiment.

DANIELA DURAND

Maman de Aurélien
6 ans, Maximilien
4 ans, Angélique
3 ans, Valentine
2 ans.

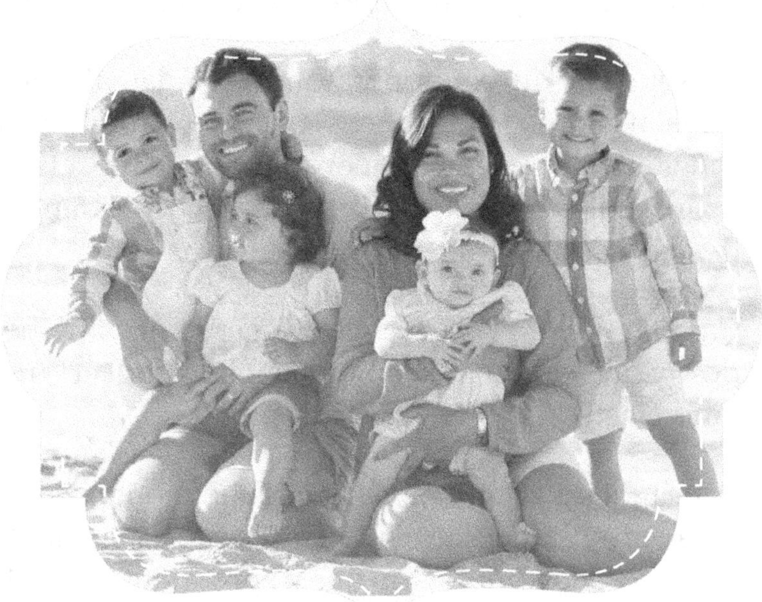

Ma grossesse gémellaire : du calvaire au bonheur absolu

Depuis que j'étais enfant, j'étais intimement convaincue que je serais maman de jumeaux, et après une merveilleuse petite Rose, nous avons repris le chemin de la procréation médicalement assistée avec mon conjoint, et après six essais, nous avons eu une belle surprise. En regardant le test de grossesse j'ai vu que ce n'était pas UN mais DEUX miracles qui avaient fait leur nid.

Malheureusement j'ai très vite eu des saignements. Je suis allée consulter une première fois, ayant eu des antécédents de grossesse extra utérine. A l'échographie tout allait bien, un petit sac était visible, un seul, mais moi je restais encore convaincue qu'ils étaient deux dedans.

Quelques jours plus tard les saignements continuant, je suis allée consulter de nouveau. Je m'installe sur la table d'examen, le médecin pose la sonde, l'écran est devant moi, et là… nous voyons DEUX petits sacs. Mes larmes coulent, mon cœur bat la chamade sûrement aussi vite que les deux embryons qui ont un rythme cardiaque deux fois supérieur à celui des adultes.

Pour la première fois le médecin confirme mon sentiment : c'est une grossesse gémellaire.

C'est un rêve d'enfant qui se réalise, mais très vite le rêve perd de sa saveur, les saignements continuent, j'ai des échographies très souvent, rapidement les médecins s'aperçoivent que l'un des embryons ne se développe pas correctement, sa vésicule vitteline (la réserve nutritive des embryons) est beaucoup trop grosse, aucun médecin que j'ai consulté n'avait vu un embryon arriver à terme et en bonne santé avec une vésicule vitteline de cette taille. On m'annonce une fausse couche imminente.

Mais je refuse d'accepter le sort, nous avions commencé cette aventure à trois, nous la terminerions à trois. Les semaines défilent, et mon petit bébé s'accroche, il rattrape son retard, son cœur continue de battre, après des jours, des nuits, des semaines d'angoisse, les médecins finissent par admettre que la médecine est pleine de surprises, et nous sommes maintenant à 12 semaines, mes deux bébés vont parfaitement bien.

Je peux enfin profiter de cette grossesse tant attendue, c'est merveilleux, je suis de celles qui adorent la période de grossesse, qui acceptent les maux, sans se plaindre.

Je pensais qu'une deuxième grossesse ne pouvait pas être aussi magique que la première, parce que ce n'était plus vraiment l'inconnu, et pourtant cette grossesse était bien unique : sentir, porter deux bébés à la fois, c'est incroyable.

Mais il ne faut pas oublier qu'au-delà de la magie, ce sont des grossesses à risque, et j'en ai fait malheureusement fait les frais : le diabète gestationnel, l'utérus contractile, l'anémie et cette peur de la prématurité.

Malgré tout cela je vivais sur un nuage, et je préparais l'arrivée de mes deux petits garçons dans une atmosphère quasi idyllique. A presque 34 semaines, tout a basculé, le travail s'est mis en route, une poche des eaux bombantes, un col effacé, ouvert à 2 cm. Détour par les urgences. Les médecins font le nécessaire pour stopper le travail, et au bout de 48h les contractions deviennent « inefficaces », c'est à dire qu'elles ne provoquent plus l'ouverture du col, mais leur intensité et leur fréquence, elles, n'avaient pas changé.

Je me décide à rentrer chez moi, les contractions toujours aussi douloureuses et rapprochées, en contractant toujours autant, je souffre le martyre, j'avais beau aimer la grossesse c'était devenu tellement difficile, je ne dormais plus ni jour ni nuit. Je passais mes journées et mes nuits dans la souffrance et pourtant je devais continuer à m'occuper de ma fille ainée, même avec ces contractions de travail quotidiennes, sans aucun répit.

J'ai commencé aussi à avoir des œdèmes aux membres inférieurs, et au fil des jours ces œdèmes ont augmenté de volume, aucun médecin ne les prenait vraiment au sérieux. Un jour ma sœur décide de m'emmener de force à l'hôpital, pour vérifier que tout va toujours bien comme on me l'a dit quelques semaines plus tôt. Je suis à 36 semaines et 4 jour. Cela fait presque trois semaines que je souffre, mes jambes ont triplé (voire franchement plus) de volume, j'ai des maux de tête importants et une extrême fatigue.

Nous arrivons aux urgences, ma tension est élevée, la pré-éclampsie est soupçonnée, on m'hospitalise pour un problème de protéinurie pour 24 heures, le déclenchement est envisagé. 24 heures plus tard la réaction à la protéine est toujours positive, j'ai des troubles de la vision, je n'arrive presque plus à uriner, mes urines sont noires, je vomis, je ne dors pas, je contracte, je souffre, mais pourtant on m'annonce qu'on ne me déclenchera pas d'accouchement à ce stade. Le médecin est clair, nous sommes encore dans la prématurité (à deux jours près), il est inutile de prendre des risques pour les bébés.

Je suis maintenant enceinte de 36 semaines et cinq jours, j'ai un gros diabète gestationnel insulino-dépendant, je contracte en permanence depuis trois semaines, j'ai une très forte anémie qui a nécessité même des transfusions sanguines, je suis en pré-éclampsie, mais selon ce médecin de garde, je n'ai aucune raison médicale d'accoucher. Par chance le calvaire n'a pas duré. Le médecin termina sa garde le lendemain matin, et suite à son départ son collègue pris la décision de me déclencher au plus vite.

Je suis excitée, le grand jour est arrivé, je vais pouvoir rencontrer mes petits garçons. Le travail avance vite, seulement 45 minutes

après la rupture de la poche, je suis à dilatation complète, le col de l'utérus est complètement ouvert et je vais pouvoir commencer le travail d'expulsion des bébés. Nous nous installons pour la poussée, une farandole de personnes arrive dans la pièce, nous sommes loin de l'intimité tant souhaitée.

Une contraction arrive, je prends ma respiration, je bloque mon souffle, je pousse une fois, deux fois, je sens une petite tête, un petit corps, j'ouvre les yeux, mon petit Noé est là, il est là tout contre moi, les yeux grands ouverts. Il est si beau, il sent si bon, il ressemble à sa grande sœur. Je verse toutes les larmes de mon corps et de mon cœur, soulagée de pouvoir enfin le serrer dans mes bras.

Mais il doit quitter mes bras pour les premiers soins et pour me laisser accueillir son frère, qui se présente en siège, avec mon utérus qui ne se contracte plus pour lui permettre d'avancer et de sortir.

Les médecins appuient sur mon ventre pour stimuler, la péridurale ne fonctionne plus, je ressens absolument tout, c'est extrêmement douloureux, je sens ses petites fesses qui sortent et cette manœuvre de Lovset (qui est une technique obstétricale l'on tourne le bébé pour permettre sa sortie) qui me fait hurler de douleur.

Sa petite tête sort enfin, son cordon est enroulé autour de son cou, mon doux petit Célestin est né. Mais il ne respire pas. Il est emmené directement pour le réanimer sans que je puisse le voir.

Je commence à me sentir mal, j'entends mon Célestin pleurer, j'entends mon sang couler, je vois l'agitation autour de moi, le médecin pose sa main sur moi pour stopper l'hémorragie. A ce stade je perds connaissance, je suis par la suite sous anesthésie générale et installée en salle de réveil.

A mon réveil, j'ai perdu énormément de sang, ma température est à 41°, on me dit que je dois attendre de récupérer pour pouvoir voir mes fils. Le sort s'acharne, mon état se dégrade, je n'arrive plus

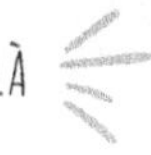

à respirer, j'ai de fortes douleurs thoraciques, mais personne ne fait rien, personne ne comprend ce qui m'arrive. Heureusement une infirmière de garde comprend que quelque chose est anormal, elle prend l'initiative de contacter le médecin urgentiste du SMUR. Grâce à lui, on me fait une radio des poumons et on découvre un œdème pulmonaire. On me transfère dans un autre hôpital, seule, sans mes bébés, sans même pouvoir les serrer dans mes bras, j'oscille entre les pleurs et mes états inconscients, je suis en plein cauchemar éveillée. Je reste 48 heures en réanimation, des batteries de tests, de câbles, de cordons, d'échographies, radios.

Toujours loin de mes bébés, je cesse de pleurer quand je le peux. On me découvre finalement une pathologie rare et grave : la cardiopathie péri partum, pathologie qui entraine une insuffisance cardiaque à vie dans un cas sur deux.

Je ne réalise pas vraiment que c'est grave moi-même, je suis obnubilée par mes enfants. Je veux seulement être près d'eux, je veux les protéger, les nourrir, les caresser, les rassurer, c'est moi qui dois répondre à leurs besoins, et je ne me soucie pas du tout de mes propres besoins, de ma propre santé, tellement je suis prise par l'idée d'être près d'eux.

On me ramène finalement dans la maternité où j'ai laissé mes jumeaux, deux jours plus tard, et je découvre pour la première fois le visage de mon Célestin. Je lui tends mon doigt, il l'agrippe de toute ses forces, et je leur promets à tous les deux de ne plus jamais les abandonner. Ils sont si beaux, en parfaite santé : 2.910 kg et 3.060 kg à la naissance, ils sont parfaitement parfaits, aussi beaux que dans mes rêves.

J'ai été hospitalisée plusieurs jours avec le droit de les voir seulement cinq minutes par jour. J'ai le sentiment d'avoir tout loupé, ce sentiment d'instant volé, ce sentiment de vouloir revenir en arrière, je dois faire le deuil de la naissance parfaite, le deuil des premiers instants, je n'ai pas pu faire leur premier bain, mes proches n'ont pas pu franchir la porte de la chambre de la maternité pour me rendre visite, et je n'ai pas vu le premier regard de Célestin, le deuxième bébé mis au monde… Mais je me suis battue, et j'ai rattrapé tout ce que je pouvais.

Aujourd'hui Célestin et Noé ont deux ans. Nous avons passé deux années merveilleuses, nous avons profité de chaque instant, des successions de premières fois, des éclats de rire, de la joie, de l'amour, du bonheur à l'état pur. Oui cette naissance fut éprouvante, oui elle restera à jamais comme un traumatisme, mais la vie est si belle à leur côté.

Si c'était à refaire ? et bien je recommencerais tout ! Cette épreuve a changé celle que j'étais à jamais, elle m'a rendue encore plus forte, encore plus combative et optimiste, je profite de chaque instant, car la vie est si précieuse.

Quant à mon cœur ? Il va parfaitement bien lors du dernier contrôle que j'ai fait il y a six mois. Le cardiologue m'a annoncé que j'étais guérie, j'ai juste un contrôle échographique annuel à vie, mais je suis confiante. J'ai eu dans mon malheur beaucoup de chance, une très belle étoile, une merveilleuse étoile.

Je m'appelle Margot, j'étais diagnostiquée infertile, j'aurais dû perdre un enfant, j'aurais dû ne pas mener ma dernière grossesse à terme, j'aurais dû avoir une pathologie cardiaque dont on ne guérit pas. Je suis parfois malchanceuse, mais je suis maman de trois merveilleux enfants. Dame nature est parfois cruelle mais elle peut être tout aussi magnifique. Alors merci la vie, mille mercis pour tout.

MARGOT YOHAN,

Maman de Rose, Noé et Célestin

Allaiter en travaillant à plein temps, c'est possible !

Reprendre le travail à temps plein tout en offrant un allaitement exclusif à mon bébé, voilà le super pouvoir que je me suis découvert.

Lors de la venue au monde de mon premier enfant, j'ai découvert l'allaitement avec plaisir : une belle montée de lait, un enfant qui prenait bien le sein, pas de crevasses ou autres désagréments. Ayant cette envie d'offrir le meilleur à ma fille, je souhaitais continuer malgré la reprise imminente du travail. Mais évidemment j'avais peur. Peur de pas avoir assez de lait et peur de devoir la nourrir au lait artificiel du jour au lendemain. Et donc ma peur première était qu'elle ait des coliques dues à une introduction rapide d'un autre lait. Alors j'ai voulu me lancer avec cet aliment en poudre avant ma reprise pour une transition en douceur. Sans le savoir, et sans que ce soit volontaire, je menais tout droit mon allaitement à l'échec. J'ai bien entendu loué un tire lait, que j'utilisais un peu le matin avant de partir au travail et une fois sur ma pause de midi : mon stock ne grossissait pas et ma fille buvait de plus en plus de lait en poudre... vous le voyez le chat qui se mord la queue ? La mise au sein était compliquée (à l'époque, je n'avais jamais entendu parler de la fameuse confusion sein/tétine), elle s'agitait, s'énervait, pour moi c'était fini. J'ai abandonné. J'ai clairement manqué d'informations.

Pour mon second, 3 ans et demi plus tard, qui a 7 mois lors de l'écriture de mon aventure, ma peur première est que mon allaitement s'arrête : il n'est absolument pas envisageable que j'arrête d'allaiter mon bébé ! Je ne saurais pas vous décrire ce sentiment que j'ai en moi, mais de toute évidence ce serait un déchirement. Un lien hyper fort s'est créé de suite, avec ce petit garçon qui déjà ne pouvait se passer de téter plus d'une heure trente d'affilée, de jour comme de nuit. Bébé glue, comme j'aime le surnommer, est accroché à mon sein !

Pendant cette seconde grossesse, mon envie de maternage proximal a pris de l'ampleur, j'avais encore plus envie de portage, de bienveillance, d'allaitement. J'ai donc replongé mon nez dans quelques magazines comme Grandir Autrement et je suis partie à la recherche d'informations sur les réseaux sociaux : dans un premier temps, j'ai intégré deux groupes de discussions, celui de la Leche League et celui de l'association l'Allaitement Tout Un Art (ces deux grands noms ont également chacun un site internet). Dans un second temps, j'ai découvert un groupe de tire-allaitantes et une youtubeuse/instagrameuse nommée Apasdemoa.

Armée, j'étais prête à faire durer cet allaitement. C'est tout naturellement que j'ai de nouveau loué un tire lait, en commençant à tirer un petit mois avant ma reprise pour me constituer un stock au congélateur : d'abord, j'ai créé une tétée fictive le soir, seul moment où il dormait plus longtemps et où je pouvais lui « piquer » son lait ! Puis la journée, bébé ne tétait pas les deux seins donc quand le temps me le permettait, je tirais celui non tété. Après contact avec mon employeur, j'ai également pu avoir l'accord de tirer sur mes heures de travail. La loi indique 30 minutes autorisées par jour. Voilà comment j'ai pu reprendre presque sereinement le travail. Presque oui, parce qu'un petit bébé Glue qu'il faut laisser à une assistante maternelle pendant 10 heures, ce n'est pas simple pour une maman...

J'ai eu la chance d'être dans une structure qui me permettait de tirer plus que ce que la loi l'autorisait, j'ai donc vraiment bien pu stimuler et maintenir mon allaitement. Alors oui, c'est très fatigant, c'est usant, ça demande de l'énergie, mais le résultat est là, 7 mois plus tard mon enfant est allaité exclusivement. Il boit ses petits biberons chez la nounou, tête encore beaucoup (trop ?) la nuit et profite toujours à volonté et à la demande pendant mes jours de repos. Tout cela me demande du temps c'est vrai, mais je n'ai pas tant besoin de force car pour moi c'est naturel. Nous les femmes, nous avons ce pouvoir de produire un aliment qui permet à un être humain de grandir ! De produire en plus grande quantité quand bébé a besoin de boire plus, de produire un lait plus riche en eau quand il fait chaud, de produire un lait différent au cours de la journée pour s'adapter aux besoins réels de bébé, c'est magique !

Actuellement j'ai changé de travail, le rythme ne me permet plus de tirer autant de lait mais j'arrive à garder une régularité que je calque sur le rythme de mon bébé chez nounou. Fort heureusement il ne boit plus toutes les heures trente comme au début. Je tire toujours un peu plus que ce que mon garçon boit, j'ai toujours une bonne réserve au congélateur, je suis sereine ! A ce jour, je peux dire que j'ai réussi cette transition avec fierté.

LUCIE,

Maman de Rose 4 ans et Justin 7 mois

L'ALLAITEMENT, QUELLE AVENTURE !

Allaiter !!!!! wouah toutes les femmes enceintes qui ont pour projet de le faire sont loin d'imaginer ce qui les attend. Quelle aventure que l'allaitement de ma fille. J'étais loin d'imaginer quel combat je devrais mener pour simplement faire téter mon enfant au sein. Lorsque j'ai su que j'attendais un enfant, la question ne s'est pas posée sur l'allaitement car c'était une évidence pour moi de par ma culture. Je suis originaire du Cameroun et dans notre société toutes les femmes (ou presque) allaitent leur enfant. Je rêvais de ce moment passé en tête à tête avec mon bébé, assise confortablement à prendre plaisir à le faire manger.

Déjà l'accouchement a été très long et très douloureux, donc c'était déjà une épreuve. Après ce long périple, je pouvais enfin la tenir sur moi, non pas encore pour l'allaiter mais lui permettre de faire remonter sa température. Après quelques heures tout est rentré dans l'ordre au niveau de la température, mais toujours pas d'allaitement à proposer car mon bébé était très fatigué par tout cela et ne voulait qu'une chose, devinez quoi : Dormir !

Après avoir dormi presque toute la matinée sans manger, j'ai commencé à m'inquiéter. J'ai saisi l'occasion dès les premiers moments d'éveil pour lui proposer la tétée. Mais elle n'a montré aucun intérêt et j'avais les seins durs et volumineux. Ce n'était pas facile pour moi de la tenir d'une seule main et de réussir à mettre le mamelon dans sa bouche. On aurait dit une bataille car je m'y prenais mal et elle ne voulait pas faire d'effort. J'ai fait appel au personnel médical pour m'aider.

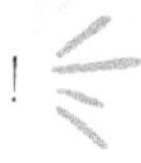

Mais là mauvaise surprise, impossible de la faire téter, car le mamelon avait presque disparu pendant la grossesse. Le personnel médical a essayé avec toutes les techniques possibles, comme tenir la tête du bébé et essayer de ramener l'aréole vers le mamelon pour que le bébé puisse simplement le happer dans la bouche ou presser sur le mamelon afin de faire couler quelques gouttes de colostrum afin d'inciter le bébé à se battre pour téter, mais sans succès.

Après quelques efforts infructueux, ma fille était fatiguée et a commencé à s'énerver. On a arrêté pour qu'elle se repose, dans l'optique de reprendre plus tard. Après plusieurs essais infructueux, le personnel médical a commencé à me proposer d'autres solutions alternatives comme le lait artificiel, que j'ai refusé catégoriquement. Ne voulant envisager cette solution, j'ai commencé à questionner le personnel pour savoir s'il y avait d'autres solutions. Ils m'ont conseillé d'acheter des embouts en silicone que certaines femmes utilisent pour protéger le sein afin de faciliter la prise du mamelon. J'ai essayé, cela n'a pas marché, et elle n'avait toujours pas mangé. Ma fille est née avec un poids en dessous de la norme donc je m'inquiétais d'autant plus.

Plus de quinze heures que le bébé n'avait rien mangé. Le personnel médical a alors pris la décision de lui donner un peu de lait artificiel dans une seringue pour sa première nuit. Elle a fait sa première nuit avec moins de 30ml de lait car il était difficile de lui donner.

Le lendemain, dès mon réveil j'ai repris ma quête acharnée pour allaiter. J'ai encore demandé au personnel médical quelles étaient les autres solutions. Ils m'ont parlé du tire lait manuel. J'ai demandé à ce qu'on me fournisse un tire lait car la situation devenait un peu urgente. Cela n'a pas marché non plus ! La force exercée sur le mamelon n'était pas assez forte pour pouvoir travailler le mamelon. On se retrouvait à nouveau au point de départ. Je suis quelqu'un optimiste de nature, donc j'étais assez confiante que tout irait pour le mieux car il devait y avoir une solution.

Ce qui était génial c'est que mon bébé n'avait pas réclamé à manger. Trop fatiguée, elle avait dormi toute la nuit. Comme je n'avais pas

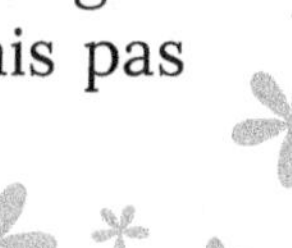

pu tirer mon lait avec le tire lait manuel, le personnel médical m'a conseillé de réfléchir sérieusement au lait artificiel. Encore une fois j'ai demandé s'il n'existait pas d'autres solutions. Ils m'ont parlé du tire lait électrique mais tout en me le déconseillant car très douloureux surtout pour une femme qui vient d'accoucher de son premier enfant dont le sein n'a jamais été soumis à une telle pression. J'ai tout de même maintenu ma décision et la sage-femme a fait une ordonnance pour une location de tire lait électrique en pharmacie. Dès l'ouverture de la pharmacie j'ai fait courir le papa pour faire le nécessaire. Quelques heures plus tard, j'étais assise sur mon lit avec un mon sein dans un embout et lorsque j'ai appuyé sur le bouton "on", le tire lait électrique a exercé une pression tellement forte sur mon sein que j'ai compris ce que voulaient dire les sages-femmes par douloureux ! Je ne saurais vous dire comment j'ai supporté la douleur… je pense qu'il faut le vivre pour le savoir.

Toute cette douleur a permis finalement de voir quelques gouttes jaunes de colostrum qui commençaient à couler. Et après de longues minutes d'efforts, j'ai pu donner mon lait dans un biberon à ma princesse, qu'elle a pris sans difficulté. Quelle satisfaction pour moi. Enfin elle pouvait avoir ce lait maternel. J'ai quitté l'hôpital trois jours après, toujours en tirant mon lait car il était toujours difficile pour l'enfant de prendre le mamelon et puis, elle devait se dire « pourquoi se battre pour téter alors que dans le biberon c'est plus facile ».

Il a fallu plus d'un mois pour qu'elle prenne le mamelon dans sa bouche. En attendant, j'ai continué à utiliser le tire lait électrique à la maison, ce qui est très contraignant pour gérer la journée. Après tout ce temps, elle a enfin pu téter facilement mais je pense que la mauvaise prise du mamelon et ma mauvaise position pour allaiter ont causé des crevasses énormes sur les aréoles. J'ai commencé à appréhender à nouveau chaque mise au sein et je n'avais plus beaucoup de plaisir à la mettre au sein à vrai dire. J'avais l'impression que toutes les pommades que j'essayais ne servaient à rien. Après quelques semaines tout est finalement rentré dans l'ordre et je retrouvais le bonheur de prendre du temps avec ma beauté, d'échanger des regards de tendresse.

Pendant six mois elle a eu exclusivement l'allaitement maternel et j'ai fait le sevrage une semaine avant ses un an. Oui le combat a été rude mais on est sorties gagnantes de cette épreuve. Merci la Vie !

ARISTIDE,

Maman de Désirée-Louange 11 ans

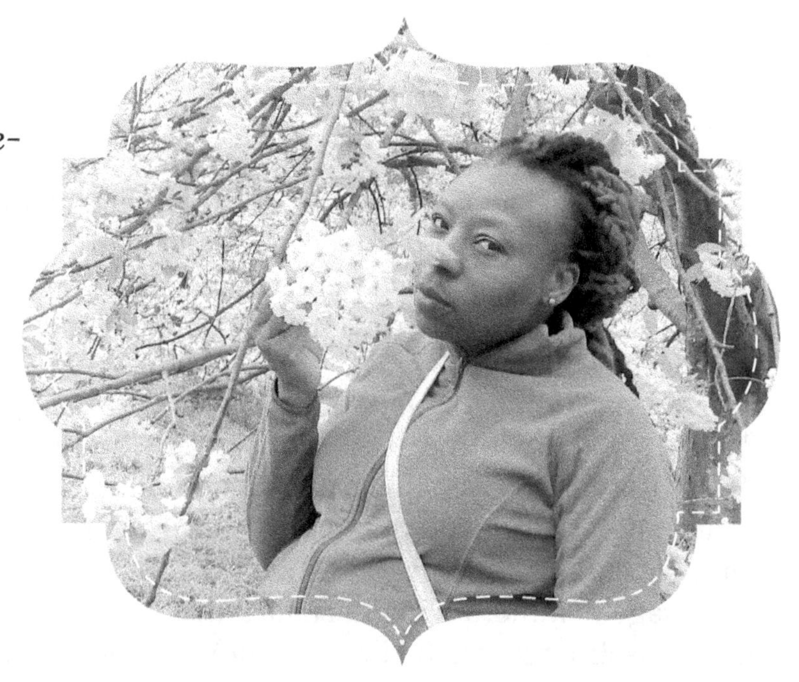

Des (in)certitudes d'être parents !

Lorsqu'on devient parent, il y a certaines choses auxquelles on avait pensé avant, d'autres qui semblaient évidentes et dont on se rend compte finalement qu'on fait tout le contraire, d'autres encore auxquelles nous n'avions tout simplement pas pensé !

Pour la naissance de notre fille, je ne savais pas si j'avais envie d'allaiter ou pas, je n'avais plutôt pas envie pour être honnête, mais j'étais prête à essayer, j'avais suivi les « cours » avant la naissance, j'avais fait la tétée d'accueil, et puis j'ai ensuite vainement tenté pendant 48h, 48h pendant lesquelles j'ai réellement eu la sensation d'une sage-femme qui s'acharnait entre ma fille, trop petite et fragile pour réussir à téter (2,3 kilos à peine), et moi qui n'avais certainement pas assez de volonté pour m'entêter. Il m'a fallu une autre sage-femme, prenant son service de nuit pour me faire déculpabiliser. A la phrase « on n'y arrive pas, c'est un échec pour nous deux » en larmes, elle m'a rassurée, m'a demandé si mon choix était bien celui de passer aux biberons, et m'a expliqué qu'il n'y avait jamais d'échec entre une maman et son enfant, mais seulement des choix qui seront bien souvent les bons, pourvus qu'ils nous conviennent. Ma tentative d'allaitement s'est arrêtée là, à 48h, et mise à part la semaine intense de montée de lait qu'il a ensuite fallu subir, je n'ai eu aucun regret.

Je respecte profondément ces mamans qui ont fait le choix de l'allaitement et je les crois lorsqu'elles parlent de moments fusionnels avec leurs enfants, mais je n'ai pas la sensation d'avoir manqué de

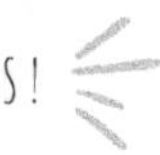

ces moments, ou de ne pas connaître ces intenses moments d'amour lorsque ma fille plonge son regard dans le mien. En revanche, je me rappellerai longtemps cette sage-femme, qui avait l'âge de ma mère et qui en quelques phrases m'a faite déculpabiliser, tant certaines lectures essaient de nous faire penser que sans allaiter, nous ne serions pas une bonne mère.

Sur d'autres sujets, nous ne savions pas ce que nous ferions : quid de la tétine ? Nous n'étions ni pour ni contre, nous lui avons donné une fois, deux fois, trois fois, et elle l'a recrachée à chaque fois, elle avait décidé pour nous. A 16 mois aujourd'hui, elle s'est donc toujours endormie sans téter, et toujours sans aucune difficulté.

Nous n'avions jamais parlé non plus du « cododo », je crois que nous ne connaissions tout simplement pas ! Elle a donc dormi dans son berceau tout près de notre lit pendant les 9 premiers mois, et quand parfois elle pleurait la nuit, elle terminait avec nous. Nous savourions ces moments, un peu honteux car « il ne faut pas dormir avec son bébé », jusqu'à ce que nos amis nous disent tous, un par un, que c'était presque un secret de polichinelle, mais que tous avaient dormi ou dormaient encore parfois avec leurs enfants !

Aujourd'hui à 16 mois toujours, elle se couche et s'endort chaque soir d'une facilité déconcertante, et enchaîne des nuits de 12h. Mais lorsque parfois elle se réveille, ou que nous sommes en vacances dans un lieu qu'elle ne connaît pas, nous dormons tous les 3 pour son plus grand bonheur (ou le nôtre !).

Mais s'il y a une chose pour laquelle nous ne nous sommes pas une seule fois posé de question, c'est bien pour son instruction ! Alors même que je suis enseignante et que j'aurais toutes les billes pour instruire ma fille à la maison, il n'en a jamais été question.

Nous pratiquons pourtant, parfois involontairement, tout ce que nous pensons relever de l'éducation la plus bienveillante possible : nous ne laissons pas notre fille pleurer (mais la réalité est qu'elle ne pleure quasiment pas), nous l'avons laissée en motricité libre, sans trotteur et sans parc (et pourtant, on l'avait monté, mais elle n'y est jamais allée !), elle mange ce qu'elle veut (et d'ailleurs, elle mange tout, surtout ce qu'il y a dans nos assiettes), nous lui expliquons pourquoi certaines choses sont interdites plutôt que de simplement dire non (ne pas toucher les fils électriques ou les boutons du four), nous la faisons participer au maximum à nos activités du haut de ses 16 mois, et la télévision est constamment éteinte.

Et pourtant, pas une seule seconde, nous ne nous sommes demandé si nous pratiquerions l'école à la maison. Je suis enseignante, j'ai eu des élèves de tous les âges, de la petite section de maternelle à ceux qui passaient le brevet, et j'ai même enseigné le français à des adultes détenus. Je sais que je saurais faire, je sais que je pourrais tout à fait accompagner ma fille dans tous les apprentissages, y compris les plus scolaires, mais je n'en ai absolument pas envie !

Je suis convaincue de la nécessité de la vie en collectivité, elle va à la crèche depuis ses 3 mois, et alors qu'elle était trop petite pour comprendre, elle y va aujourd'hui d'un pas décidé, son doudou à la main, bisou maman, « au revoir » dans sa toute petite bouche, coucou et c'est parti, elle joue déjà avec les enfants de son âge, jusqu'au moment où nous retournons la chercher et qu'elle nous tombe dans les bras. Nous avons une fille heureuse de nous quitter pour jouer avec d'autres enfants, et heureuse de nous retrouver le soir. Quel bonheur supplémentaire pourrions-nous demander ?

Mais plus encore que la nécessité de la vie en collectivité, je souhaite qu'elle différencie les moments d'apprentissage, loin de ses parents, où elle pourra aussi révéler sa propre identité hors du regard de son père et de sa mère, des moments vécus en famille, où elle pourra partager avec nous ce qu'elle aura appris ailleurs, nous montrer avec fierté les nouvelles choses qu'elle saura faire, nous laissant nous émerveiller de la petite citoyenne qu'elle sera en train de devenir.

Je suis enseignante, je suis formée à instruire des enfants qui ne sont pas les miens, et je crois que c'est cela, entre autres, qui me fait avoir l'école publique chevillée au corps : je fais confiance en l'école de la République pour former ma fille, pour l'ouvrir, pour l'instruire ! Avec son papa, nous serons ceux qui la feront se découvrir culturellement, par les sorties que nous ferons ensemble, par les livres que nous lui lisons déjà quotidiennement, par les discussions, la parole et l'écoute que nous pourrons lui apporter tout au long de sa vie, et nous sommes convaincus que c'est cette mission complémentaire, partagée entre l'école et sa famille qui fera d'elle une petite fille, puis une adulte équilibrée, et surtout... heureuse !

Emilie Trigo,

Maman de
Ambrine, 16 mois

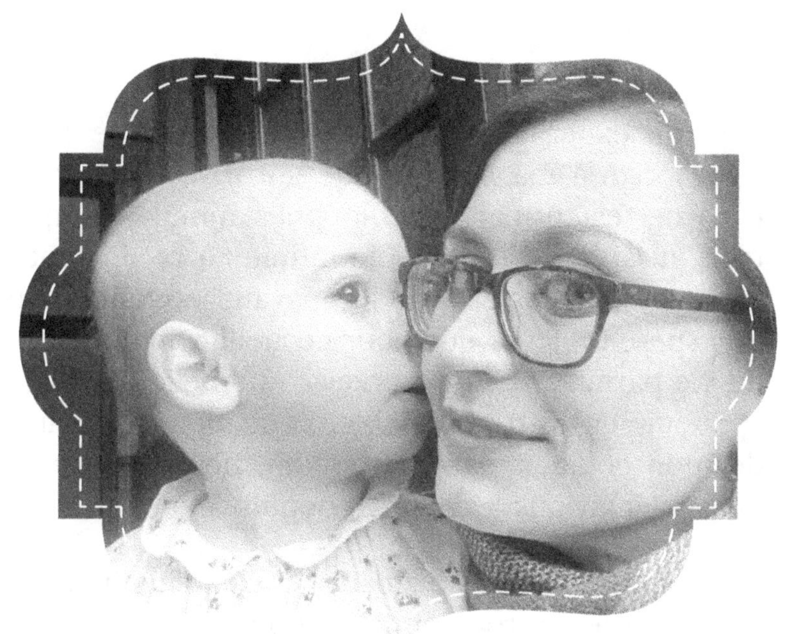

Pas besoin d'une vie parfaite pour avoir un enfant, seulement de l'amour !

Mon expérience de maman a débuté le 1 mars 2016 à 8 h 00 lorsqu'à ma plus grande surprise deux traits sont apparus sur ce test urinaire. De longues minutes d'angoisse, d'étonnement mais aussi très vite une joie infinie : à cet instant j'ai compris que ma vie allait changer et que dorénavant je comptais pour deux. Au fond, on espère toujours que pour accueillir un enfant toutes les conditions de vie parfaite seront réunies : une belle maison, une vie amoureuse épanouie et un travail stable. Pour ma part, j'habitais seule à 300 km de mon conjoint dans un studio, nos vies professionnelles faisaient que nous vivions à distance depuis 5 ans.

Malgré tout, j'étais sûre d'une chose, l'instinct maternel était déjà là et que je ferais tout pour ce bout de chou. J'ai quitté mon emploi, changé de région et pris un congé parental (chose à laquelle je n'aurais jamais pensé si j'avais eu toutes les conditions de vie parfaite réunies).

Alors oui il y a eu des moments de doutes : le déménagement pour une courte vie à deux puis à trois, la peur de devenir maman, l'accouchement etc... mais j'ai eu la chance d'avoir été très bien entourée par ma famille et mes amis qui m'ont énormément rassurée et qui étaient ravis de cette nouvelle.

Le jour J est arrivé, le premier novembre 2016 notre petite sainte est née pour le bonheur de tous. Moi qui avais peur d'accoucher, pour un premier enfant j'en garde un très bon souvenir. Nous

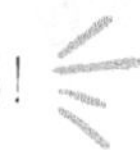

nous sommes retrouvés à trois dans notre chambre d'hôpital, un peu perdus mais soulagés et émerveillés devant notre bébé qui elle dormait paisiblement... C'est finalement elle qui nous a guidés durant les premiers mois sur ses besoins et j'ai abordé mon rôle de maman très sereinement et elle me l'a bien rendu...

Aujourd'hui Albane a 20mois, j'ai pu l'allaiter durant 9 mois, j'ai vécu toutes ses premières fois (du premier sourire, la première grimace de purée, ses premiers pas, son premier « je t'aime maman » dans son langage approximatif qui m'a fait fondre). Je me sens fière d'avoir réussi, avec l'aide du papa bien sûr, cette petite merveille ! Alors oui ma vie a changé mais voir grandir ma fille au quotidien me conforte tous les jours dans le fait que finalement il n'y a pas besoin d'une vie parfaite mais seulement de l'amour pour être une super maman comblée !

MAGALI BERNARD

Maman de Albane, 20 mois

L'ALIMENTATION « NATUROPATHIQUE »

'alimentation fait partie des grands thèmes auquel nous avons à faire face en tant que parents, c'est même l'un des premiers principes éducatifs que l'on met en place, sans s'en rendre compte, tout du moins au début.

En effet de première nécessité, il est question ici de bien plus que de «nourriture», il y a aussi de la transmission dans l'air !

Et c'est important car bébé est au centre, avec autour de lui ses parents bien entendu. Mais si l'on regarde de plus près, on peut apercevoir les grands parents, la famille, les amis, les collègues de travail, le personnel médical, la société toute entière et pourquoi pas sa communauté religieuse... Si le choix d'allaiter ou non est d'abord personnel, on voit bien que nous sommes tous, à différents degrés, conditionnés par tout ce petit monde, mais aussi par nous-mêmes ! Quelles attentes me suis-je fixées en tant que futur parent ? Comment ai-je été nourri : que vais-je garder de cette éducation que j'ai reçue, que vais-je laisser ?

Je pense que tout est affaire de cheminement personnel, d'histoire familiale et de soutien des proches.

Pour ma première fille, Lilly, née un peu prématurément et de petit poids, j'ai souhaité allaiter, non sans peine car très peu aidée dans les premières heures et les premiers jours à la maternité. Mille questions à poser, et des réponses souvent tournées vers le biberon

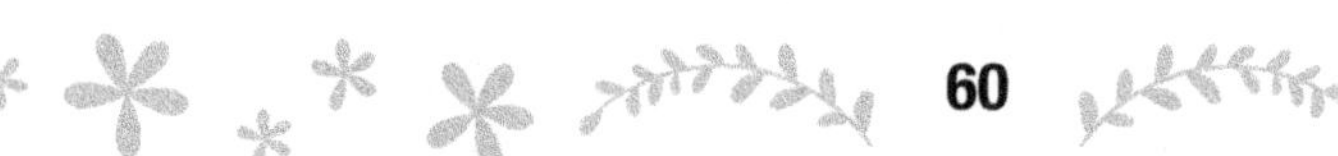

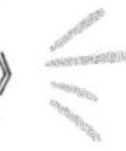

qui a fini par venir s'installer chez nous en alternance au bout de 3 mois, en suivant les indications du pédiatre, car la courbe de poids n'était pas « satisfaisante » : pesée avant la tétée, pesée après la tétée…Un climat pas très propice à l'apaisement et à la détente que l'on retrouve normalement lors de l'allaitement ! Se rajoutent aussi les inévitables commentaires de tout un chacun : « ton lait n'est pas assez nourrissant », « tu n'as pas assez de lait », « ton bébé a trop faim ! » Bienvenue à toi, chère culpabilité !

Si c'était à refaire : plus de simplicité, être à l'écoute de soi, être à l'écoute de son enfant, et ne pas hésiter à se rapprocher pendant la grossesse des associations en faveur de l'allaitement, qui sont d'une grande aide et apportent beaucoup d'humanité à leurs conseils.

Vers cinq mois arrive l'introduction des premiers petits plats : pas de petits pots tout faits à la maison mais plutôt du « fait par maman ». Cela prend finalement peu de temps : des légumes en premier lieu, puis des crèmes de riz principalement pour épaissir. Plus tard viendront s'ajouter les protéines animales, en très petites quantités et pas tous les jours ! C'est un vrai plaisir de participer aux premières dégustations et Lilly y prend goût. Un soir d'été, invités chez des amis, on emporte le repas préparé dans un petit plat en verre, qui se trouve cassé au fond du sac à notre arrivée. Pas de problème, mes amis, qui ont un enfant du même âge, proposent gentiment un petit plat préparé pour bébé, de marque connue. Le bilan est rapide : c'est un refus total, nous en retrouverons plus dans le bavoir que dans l'estomac ! Ce fut donc l'occasion d'introduire des légumes crus, en plus d'une petite compote bien attendue ce soir-là…

Si c'était à refaire : la même chose ! Il faut finalement s'investir assez peu, si l'on reste dans la simplicité de ce que l'on propose pour les tous petits. Des goûts peu mélangés sont les plus appréciés, mais avec toujours beaucoup de couleurs. Inciter à la curiosité alimentaire, au plaisir de la découverte de nouvelles saveurs, et prendre le risque d'être déçu et de ne pas aimer.

A l'arrivée de Noémie, beaucoup moins de questions bien évidemment et plus d'intuition et de confiance. Cela s'appelle « l'apprentissage » parait-il, et les mamans en ont besoin aussi !

Et l'école ? L'expérience « cantine » fut réalisée pendant plus d'un an et sans succès : des goûts trop mélangés, trop de graisses, trop de sauces qui viennent noyer des légumes affadis par la sur cuisson, trop de laitages et de fruits, en fin de repas. Très vite, nous profitons de l'opportunité offerte par établissement scolaire de pouvoir emporter un «repas maison». Les lunchs box sont toujours très simples : en entrée, des légumes crus (salade verte, champignons, concombre, carotte, radis, poivron ou salade mélangée) ou un tartare de sardines avec du citron, puis un plat de légumes cuits (elles les aiment tous : brocoli, courgette, poireaux, carottes, asperges, artichaut, que l'on fait varier selon la saison) avec une céréale (semoule de maïs aux fleurs, aux épices, quinoa, riz semi-complet...) ou une protéine animale (de la viande blanche de préférence, une à deux fois par semaine), ou encore des légumineuses qu'elles adorent : pois chiches, lentilles corail...

Il y a finalement peu de protéines animales, pas de laitages ni de yaourts (mais du fromage de chèvre), mais beaucoup de légumes. Ce sont des choix au début difficiles à porter, car l'entourage peut se montrer quelque peu inquiet et interrogateur face à cette façon de manger qui sort des classiques de la diététique occidentale.

La meilleure réponse possible est alors l'enfant lui-même : plein d'énergie et presque jamais malade. Lorsque c'est le cas, deux ou trois jours de repos lui suffisent à se rétablir. C'est là la vraie santé, et elle passe par notre manière de nous alimenter.

Aujourd'hui, Lilly a 10 ans et Noémie 8 ans, et nous commençons à préparer ensemble ces repas. En participant à l'élaboration du menu, elles se responsabilisent progressivement et savent reconnaitre ce qui est bon pour elles, de façon véritablement individuelle. Il n'y a pas de restrictions, mais elles savent distinguer

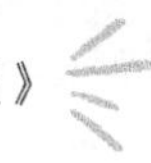

quels sont les aliments dont elles ont besoin des aliments « plaisir » que l'on mange occasionnellement.

Si c'était à refaire : à l'identique ! Il faut s'investir c'est vrai, mais je suis heureuse d'avoir fait ce choix car il m'est propre, il me ressemble et c'est un message fort à mon sens que je laisse à mes filles, qui sont en excellente santé au quotidien. Un vrai bonheur !

AURÉLIE QUISSAC,

Naturopathe Iridologue,

Maman de 2 filles de 8 et 10 ans

Les bébés c'est ennuyant

Avant d'être enceinte, je pensais que les bébés et les enfants étaient une perte de temps. Un jour pourquoi pas mais franchement avec tout ce que j'avais à faire était-ce une priorité ?

Surtout je pensais qu'il me fallait être disponible pour aider les autres, améliorer le sort de l'humanité en quelque sorte à mon petit niveau et que m'occuper d'un enfant m'empêcherait de m'intéresser aux autres.

L'arrivée de ma fille dans ma vie a changé complètement ma perception de l'intérêt d'un enfant, mais m'a surtout permis de développer de nouvelles compétences, de nouvelles façons de voir la vie. Surtout, ce qui était frappant c'est que tout ce que je pensais sur les bébés et les enfants était maintenant remis en question. Avant, je me considérais comme une femme indépendante, active, libre, et je voyais tous ces gens aliénés avec ces enfants qui pleuraient, criaient, qui leur faisaient perdre leur identité et celle de leur couple. Surtout je me disais : « OK un enfant je comprends, deux enfants ils peuvent jouer ensemble, mais 3,4,5 ? Pourquoi ? »

Pour moi en un mot les enfants c'était pipi-caca-couche et ça coûte cher. J'avais calculé qu'un enfant qu'on élève c'était plusieurs centaines de milliers d'euros jusqu'à sa majorité. Je me disais qu'avec cette somme je pourrais faire tellement de choses et que je serais surtout disponible pour trouver un espace où je serais utile aux autres.

Et bien, j'ai réalisé que non seulement on peut faire les deux – s'occuper de son enfant et aider les autres- mais surtout qu'avoir un enfant développe l'empathie, la compréhension, la tolérance de l'autre. Je n'avais jamais vu de bébé dans mon entourage et je pensais qu'un nourrisson ou petit bébé cela mange, fait caca et dort... Rien de vraiment excitant ou digne de s'extasier.

L'arrivée de ma fille a changé ma vision des choses. Au moment où l'on devient mère, on s'oublie un peu soi-même pour s'enquérir de répondre aux besoins de son ou de ses enfants. Nous ne sommes plus le centre de l'attention, cet unique moi, mes intérêts, ce que j'ai envie, ce que je veux faire. Et si ce que je décide impacte aussi ma famille ? Mon mariage ? Il y a un autre qui vient de moi et que je dois prendre en considération pour mes choix de vie. Ce n'est pas une limitation ou un renoncement. C'est aussi un incroyable épanouissement.

Chaque jour à regarder ma fille grandir a été un émerveillement. Même à 7 jours, 7 semaines, 7 mois j'ai trouvé beaucoup d'intérêt à voir ma fille grandir, se développer, trouver de nouvelles choses...

Ceux qui vous disent que les bébés n'ont rien d'intéressant, c'est qu'ils n'ont pas eu la chance de pouvoir s'émerveiller du moment présent et de vivre pleinement cette explosion de vie qu'est l'enfant. Chaque découverte, chaque petit pas vers plus d'autonomie me rend admirative de la force de Vie qui anime l'enfant, et je m'émerveille de me dire, comment un enfant qui ne connaissait rien de ce monde il y a encore quelques semaines, quelques mois a déjà intégré tout ceci. Que ce soit le jour/ nuit des premiers jours, la prouesse de marcher, la découverte que l'on peut mettre le doigt dans son nez, l'entraînement compulsif à ouvrir/ fermer des tiroirs, la joie immense d'écouter de la musique rythmée... L'enfant est une boule de joie de vivre et d'instants présents vécus à 100%.

Surtout il apprend chaque jour, se développe chaque jour et c'est un véritable bonheur de voir ce petit être acquérir tant de choses rapidement.

C'est un modèle de vie pour moi adulte, qui pense sans cesse, qui ressasse des pensées, qui garde en mémoire voire parfois un peu de rancune là où l'enfant est juste dans le moment présent tout du moins lors de ses premières années.

Alors oui avoir un enfant est un privilège et une grâce divine. Je suis reconnaissante à la vie de pouvoir le vivre.

JUSTINE LAMBOLEY

Auteure de cet ouvrage

Maman de Elisha 1 an ½

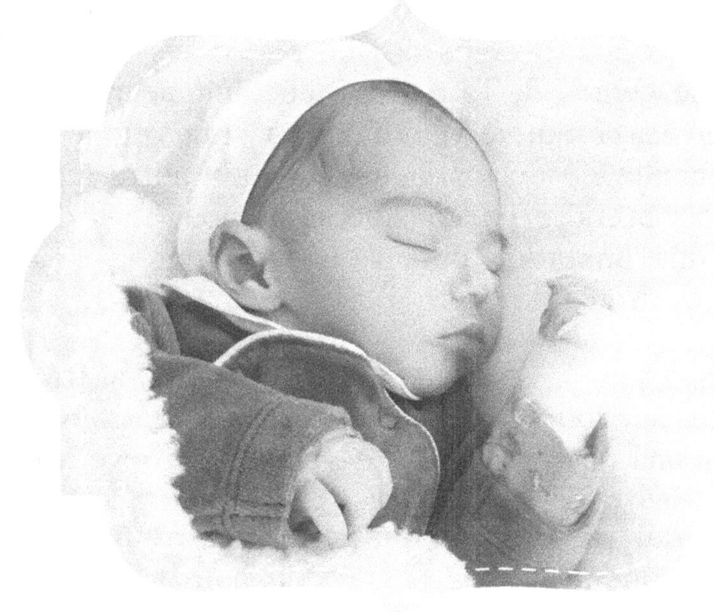

Au Dodo les petits, la cure qui m'a (presque) sauvé la vie

Zia fut la première de mes 3 filles à partager notre chambre. Je ne me sentais pas plus évoluée que pour mes deux premières filles, mais c'était comme ça, naturellement, elle est restée dormir là où elle est née, dans notre chambre.

Ce n'était pas vraiment du co-dodo institutionnalisé, avec le matériel adéquat et le militantisme qui va de pair. C'était très simple.

Nous avions notre matelas sur un sommier futon, donc à ras du sol et le matelas de Zia était à côté du notre. Elle tétait parfois la nuit mais pour 5 mois de vie, je trouvais, et je trouve toujours d'ailleurs, cela dans la continuité, inscrit naturellement dans un quotidien de proximité. Cela ne me posait pas de problème de me réveiller pour l'allaiter.

Petit bébé issu d'une deuxième union pour lui et pour moi, on ne peut pas dire que la nouvelle de la grossesse a été bien reçue dans ma belle-famille, et encore moins par ses demi-sœurs et son demi-frère. De façon miraculeuse, cette tension se transforme à sa naissance, tous fondant devant son visage d'ange. Cela ne nous donna aucune légitimité dans la lignée pour autant, ni à elle ni à moi, bien au contraire. Je sens qu'il y a un enjeu autour de cet enfant qui commence à me tracasser. Je me sens fatiguée nerveusement, pourtant les réveils sont rares.

Seulement la nuit où ma chérie tète et se rendort ensuite, il n'en est pas de même pour moi, ressassant des angoisses, des mots blessants, une tristesse de ne pouvoir partager la joie qu'est Zia au quotidien. Je sens bien que je tire sur la corde, épuisée moralement, mais elle va bien.

A ses cinq mois, nous partons en road trip. Départ de Paris pour San Francisco où en van, nous irons jusqu'au lac Klamath en Oregon. Sublime ! Collés tous les 3 dans le van pour dormir, Zia commence à se réveiller de plus en plus souvent, jusqu'à toutes les heures à la fin du séjour et elle devient très grognon aussi la journée. Elle n'a plus d'appétit alors que trois semaines plus tôt, elle découvrait les fruits avec bonheur.

Nous mettons ça sur le fait qu'elle n'est pas chez elle, qu'elle fait peut-être ses dents, que peut-être... Enfin, vous connaissez n'est-ce pas ? Enfin, quand je dis nous, c'est Eric qui a encore la capacité de réfléchir qui arrive à le voir comme ça.

Pour ma part, je suis dans un état inconnu jusqu'alors, comme un zombie, pas vraiment vivante ni morte. Je suis épuisée, à un point que c'est compliqué pour moi de me tenir debout. Avoir une conversation suivie, n'en parlons même pas. Je me sens une plaie géante au niveau émotionnel, fondant en larmes ou versant dans la colère à la moindre sollicitation extérieure.

Et la situation avec l'entourage familial étant de plus en plus tendue... Mes tracas ont laissé place à un véritable mal-être. J'ai souvenir d'une dépression bien plus jeune, mais ça n'y ressemble vraiment pas, là tout est physique, les mains moites, des vertiges, des palpitations, un manque d'appétit. Le peu de réserve nerveuse que j'avais a fondu comme neige au soleil devant ces nuits hachées et les journées compliquées, Zia collée contre moi, demandant le sein sans arrêt, nerveuse, fatiguée elle aussi, n'arrivant pas à se détendre.

J'ai bien essayé de trouver de l'aide, auprès d'amis, de professionnels.

Toute fraîche sortie d'une formation de doula, je culpabilise tellement de vivre ça sans avoir de solutions. Je suis épuisée, ok, c'est le lot de bons nombres de jeunes mamans. Je dis « jeune » dans le sens où Zia n'a que cinq mois, mon corps est encore empreint de l'accouchement. C'est une troisième grossesse et j'ai 40 ans.

Même mon homme n'a plus accès à moi là où je suis, et maintenant je me rends compte que lui non plus n'allait pas bien. Acculé par sa famille, et manquant aussi de sommeil, il doit gérer son travail, la maison, je ne suis bien évidemment plus en capacité d'avoir un quotidien organisé autour des repas, des lessives, etc, etc. Il est plus résistant que moi, mais tout de même, c'est compliqué de tout porter.

Personne ne semble comprendre le gouffre dans lequel je me trouve. Je sais que seul le sommeil, un repos continu pourra me régénérer. Mais je ne savais pas encore que c'était ce dont Zia avait besoin elle aussi. Je prie, ne riez pas, vraiment je prie pour qu'une solution nous soit proposée.

Le miracle arrive, sous la forme d'un manuscrit que nous envoie un ami chrétien, un manuscrit de relecture datant d'une dizaine d'années, d'un livre déjà édité en France et épuisé chez les libraires. Il n'existe alors qu'en anglais ou sous la forme de ce manuscrit.

Eric le lit en une nuit et me demande de lui faire confiance.

Il est convaincu, moi pas. Il est motivé, moi pas. Il est confiant, quelque part moi aussi et je remets toute la situation entre ses mains. Je sens un renouveau chez lui. Et là commence la cure...

Je pars la première nuit dormir seule dans une autre chambre, avec des bouchons, laissant mon homme dormir sur un matelas devant la chambre de Zia pour appliquer la cure « Au dodo ». (La cure « Au dodo » implique qu'un des parents dorme devant la chambre du bébé ou de l'enfant pour répondre rapidement au moindre pleur ou demande avec la méthode proposée). Ma première nuit complète depuis ... je sais plus, il y a longtemps que j'ai cessé de compter.

Je me lève ce jour-là, prête à retrouver Zia traumatisée, en état de choc, voulant se jeter sur mes seins. Et bien non, elle tête de façon apaisée et dort ce jour-là, dort et dort encore...pour se réveiller et continuer là où elle s'était arrêtée dans sa découverte de son monde. Les repas sont un vrai délice, elle se régale de fruits, nous voyons bien qu'elle est à nouveau détendue, en sécurité.

Au bout du quatrième jour, je retrouve mon homme, le livre à la main, et je lui dis seulement ces mots :

« – Il faut qu'on le réédite, des parents en ont besoin ... »

Réponse courte mais efficace :
« – Ok ! »

Tout va très vite, nous écrivons à l'auteur le jour-même, par une adresse trouvée sur Internet. Anna nous répond dans l'heure qui suit, on se préparait plutôt à quelques semaines d'attente. Le contrat de réédition est signé dans la semaine. L'imprimeur est partant, nous proposant un devis la semaine suivante. C'est avec plaisir et une gratitude immense que je réalise la couverture du livre. Combien de temps cela fait que je n'avais plus créé ? Je ne me souviens plus...

Il aura fallu seulement cinq semaines entre la première lecture de ce livre par Eric et sa mise en vente sur notre site, à peine croyable !

Nous lançons, avec la traductrice du livre, Sara, un groupe Facebook du même nom que le livre pour accompagner les parents dans la démarche de la cure.

Motivée par cette aventure et tellement enthousiaste, je décide de lancer le projet (fou ?) de traduire en Français le best seller de la même auteure, « Pour l'Amour des Enfants » qui sera publié en septembre 2019. Et nous rencontrons Anna Wahlgren, l'auteure en Inde.

C'est ça le cadeau dans cette épreuve, pouvoir mettre le genou à terre et que notre histoire puisse servir à d'autres. Que cette expérience tellement douloureuse pour notre famille puisse devenir un projet de vie. Communiquer des solutions pratiques pour nos enfants.

Et le cadeau le plus précieux fut bien sûr que j'ai ainsi pu continuer à allaiter ma fille et à vivre dans la détente et le plaisir...

Aurélie Mazerm Viard

Doula, auteure du site et chaîne YouTube

www.aucoeurdelaconnaissance.info

Maman de trois filles, 14, 12 et 3 ans

Maman est là, une nouvelle femme est là...

J'ai grandi entourée des neveux, des enfants de la famille, et entourée des frères, sœurs, tantes, cousins, cousines, des personnes âgées, ou tout simplement, une parentèle qui avait sa place. Les grands et les petits, nous étions souvent tous ensemble. Mais ce n'est pas pour autant que j'ai rêvé d'avoir des enfants. Moi, je voulais voyager, connaître le monde, les civilisations, étudier, vivre ailleurs, et voilà qu'un jour, je me suis sentie prête à passer à autre chose, je me suis donné l'opportunité de fonder une famille, sachant qu'il pouvait y avoir la possibilité que cela ne soit pas possible, et en conscience, je suis allée vers ce chemin là ...

J'ai senti que je voulais fonder une famille. J'ai eu la chance de trouver en temps record le compagnon qui était aussi prêt pour cette aventure. Nous, nous sommes décidés rapidement, sachant que même avec toute la bonne volonté, l'envie, la santé, et que sais-je, ça n'allait pas dépendre seulement de nous. Nous savions qu'il y avait en tout ça, une grande partie du miracle de la vie, qui est parfois inexplicable.

Puis un jour, je suis tombée enceinte et nous nous sommes penchés tout de suite sur toutes les choses que nous pourrions faire pour que la venue au monde de ce nouvel être soit la plus douce possible. Et je vais énumérer très rapidement ce que nous avons fait dans le but de lui donner dès le départ un chemin d'harmonie, ou du moins des petits cailloux type Hansel et Grettel, mais cette fois pour jalonner un chemin de conscience de soi.

"

J'ai commencé par l'amener durant la grossesse à faire de la méditation vipassana. Je suis donc allée au centre Dhama Mahi en Bourgogne, et j'étais heureuse de le savoir infiltré entre tous les méditants. Nous avons fait notre projet de naissance, et avons concocté une playlist des chansons que nous écoutions chez FIP, et des autres que nous aimions. Puis le pour le grand jour, finalement le jour J, il est né sur les airs de « I want to break free » de Freddy Mercury, et oui...

De retour de l'hôpital, le cododo s'est imposé avec naturalité. Il a toujours été porté dans le bras, je n'ai jamais écouté les phrases du style, « il va s'habituer aux bras », « il vous faut votre intimité ». Nous nous sommes toujours dit qu'il avait été dans la chaleur du corps de maman, avec les caresses de papa et nos voix, et qu'il allait être entouré autant qu'il en avait besoin, et je l'ai porté en écharpe de portage, même quand j'allais faire pipi. Les nuits sans sommeil ne sont toujours pas très loin, mais pour nous il n'était pas question de le laisser pleurer. Aussi, j'ai appris à lui faire des massages shantala, depuis ses trois mois, et ça nous fait du bien, à lui et à moi. Les bains aux huiles essentielles font aussi partie de toutes ses petites attentions.

Nous avons lu quelques ouvrages sur la pédagogie Montessori, et avons donc créé un espace de jeux pour lui, à sa hauteur, avec un miroir, quelques jouets seulement, et l'avons accompagné tout simplement. C'est ainsi qu'il a appris à s'asseoir dès cinq mois, à se tenir au meuble bas qui était à sa hauteur pour s'agripper et se mettre debout dès sept mois, et à marcher à quatre pattes tout le long de la maison, et faire ses premiers pas, vers 11 mois et demi. Il a été au jardin en pleine terre dès ses huit mois. Il a toujours eu un coin bibliothèque, pas de doudou, et pas de tétine. Puis il a eu droit à son lit au sol pour son premier anniversaire.

Pour l'allaitement je me suis battue contre tout le monde, et ça n'a pas été facile, car selon les pédiatres à un moment donné il ne prenait pas de poids. J'ai été conseillée par la Leche League, j'ai eu des très bons conseils, j'ai mangé beaucoup et j'ai bu beaucoup d'eau, des tisanes, mais j'ai dû me résigner à un moment donné. Je suis

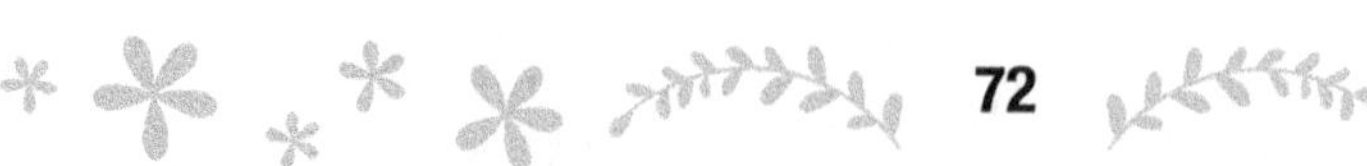

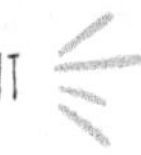

passée à l'allaitement mixte, et toujours à la demande, à partir de ses quatre mois, et je l'ai allaité jusqu'à ses 17 mois.

Pour moi, être disponible à n'importe quel moment pour lui était fondamental. Je crois que tous ces gestes au-delà des soins représentent une marque de sécurité, de confiance, et sont les pierres d'une construction émotionnelle qui lui permettent de s'épanouir à son rythme. Je ne sais pas où j'ai lu une analogie qui m'a beaucoup aidée dans l'accompagnement de notre fils, qui disait que nous, les mamans étions les porteurs d'avions, et que les enfants étaient les avions, alors il va de soi, que pour faire les vols en plein air, le pilote de l'avion a besoin de savoir que son porteur est toujours là, tout près. Et c'est comme ça que je vois ma présence, notre présence autour de lui, un accompagnement affectif, rassurant, aimant et respectueux.

Si vous m'avez lue jusqu'ici, vous pouvez dire certainement que tout ça a l'air parfait, hélas non, et ce n'est pas grave, parce que si c'était à refaire je le referais sans hésitation, peut-être bien que oui, mais avec plus d'améliorations. Alors, qu'est-ce qui a été difficile ? je pourrais dire tout et rien, je crois aujourd'hui avec le recul (notre fils a 20 mois), que laisser en suspens sa vie d'avant (travail, projets, etc) a eu quelques conséquences.

Un adage populaire africain dit que pour élever un enfant il faut une tribu, et c'est vrai. Et quand il y n'y en a pas parce qu'ils habitent de l'autre côté « del charco », ça veut dire de l'autre côté de l'Atlantique, on est obligé de devenir tous ces personnages en un seul, et ce n'est pas sans frais, car on peut déprimer à un moment donné, mais vous savez quoi, tout est passager.

Rien ne dure toute la vie, et donc chaque instant est unique, et le monde peut s'écrouler et on peut partir, mais avoir donné la vie, voir le sourire, sentir l'amour de cet être qui grandit en centimètres n'a pas de prix, et le secret c'est qu'ils nous apportent une force incroyable qui nous permet d'aller de l'avant, ils nous redonnent confiance en la vie, et puis nous sommes là, et mieux qu'avant. Alors quelques conseils, contre la déprime, pour moi c'est beaucoup des fruits, des légumes, des projets même s'ils restent dans le papier, des rires avec des copines, et une petite plongée en soi, dans la Divinité qui vit en nous chaque fois que nécessaire. Belle maternité et paternité à tous, car grâce à eux, nous sommes CREATEURS !

Vanessa MUNOZ,

*Maman de Kairos
2 ans ½ et Mélina
3 mois*

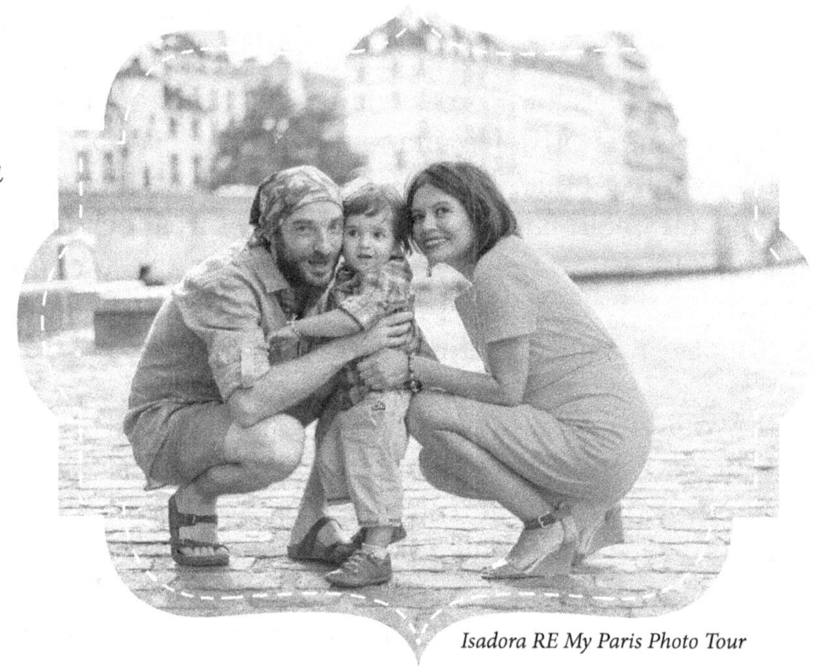

Isadora RE My Paris Photo Tour

Enfant précoce, un enfant comme les autres avant tout

Je suis maman d'un jeune garçon qui a maintenant 9 ans. Lorsqu'il est allé à l'école, en maternelle deuxième section plus exactement, il a commencé à développer des comportements violents. Rapidement on lui a collé une étiquette d'enfant turbulent. Ça a été très compliqué pour lui. Et après quelques conseils de la psychologue de l'école j'ai été invitée à l'aider en l'accompagnant chez une psychologue. Après deux séances, cette psychologue m'informa que mon fils n'avait aucun problème de violence et qu'il était juste très intelligent pour son âge, ce qu'on appelle les enfants précoces.

Il avait en effet 4 ans et demi à l'époque et il parlait déjà d'être paléontologue. Lorsqu'on lui demandait qu'est-ce qu'est un paléontologue, il répondait très clairement la définition qui était donnée dans la dictionnaire. Avec des mots très savants et la maitrise d'un vocabulaire très précis il nous étonnait. Il nous a fait comprendre que c'était difficile pour lui de trouver sa place auprès de cette section de maternelle où il s'ennuyait énormément et il était constamment en demande d'apprentissage et de connaissances qu'elles soient scientifiques, géographiques, historiques et même parfois géopolitiques. Il était très impressionnant et très intéressant à la fois. Et plus les années passaient, plus sa curiosité se développait.

À partir de l'âge de six ans, alors que les enfants de son âge commencent seulement la lecture et le calcul simple, il comprend déjà les multiplications. À l'âge de huit ans il me pose des questions autour des pourcentages et des fractions. Et fait le lien en me disant « mais qu'est-ce que c'est trois-quarts d'heure ? » Je lui répondais « trois quart d'heures c'est quarante-cinq minutes ». Alors il me dit : « cela représente 75% d'une heure, c'est bien ça ? ». Je lui dis « oui, en effet ». Voilà un raisonnement mathématique assez déroutant. Et à l'âge de neuf ans il me pose des questions sur les racines carrées. Je ne sais pas lui répondre alors je le renvoie vers son grand frère qui a 17 ans.

C'est un enfant qui est épanoui maintenant, parfois qui a un peu de mal à se situer par rapport aux autres camarades car il doit faire avec son intelligence et sa différence. Parfois il aimerait être comme tous les enfants. Il se trouve un peu à part et je lui dis que cette façon d'être à part est une richesse et que tout le monde est différent de toute manière. Pour conclure je souhaiterais dire qu'être une maman d'un enfant à haut potentiel c'est un grand cadeau, mais parfois c'est aussi beaucoup de difficultés. Il faut savoir bien s'entourer, bien s'informer pour éviter de laisser son enfant en souffrance. Ce sont des enfants différents et il faut les accepter avec leurs différences et comprendre et savoir les écouter pour qu'ils puissent grandir en harmonie.

Nassima Oum Rayan

Maman de deux enfants 17 et 9 ans
Praticienne PNL et Coach de vie

Eduquer à la maison

Faire l'école à la maison est venu naturellement, ou du moins s'est imposé comme le choix qui nous convenait le plus en tant que famille. Le choix de la non scolarisation s'est fait petit à petit. Quand l'ainée avait l'âge de la petite section, j'étais encore trop fatiguée par les mauvaises nuits de sa cadette. Je me souviens qu'il m'arrivait régulièrement d'avoir des rendez-vous à 9h avec mes filles et je trouvais cela très difficile de bouger tout ce petit monde et cette contrainte logistique m'a rapidement dissuadée de devoir m'imposer ce rythme quatre voire cinq jours par semaine. Et pourtant, malgré la fatigue encore omniprésente à cause des siestes non synchro et des nuits difficiles, je me suis sentie fascinée par leur développement. Les voir évoluer de jour en jour, m'a passionnée et je me sentais à ma place avec elles dans ce quotidien intense et riche. D'où ce choix de garder les filles avec moi à cette époque.

Bien sûr, deux enfants de moins de trois ans à la maison H24, c'était pour moi souvent un peu dur nerveusement, mais le plus souvent, c'était magique.

Puis le temps a passé, les filles ont grandi, c'est devenu beaucoup plus simple nerveusement et la question de l'école s'est de nouveau posée comme chaque année, finalement ! Mais, j'avais mordu à l'hameçon : nous nous sentons bien toutes les trois avec ce fonctionnement et je ne suis pas prête de quitter la non scolarisation car je m'y sens à ma place. Aujourd'hui je rechoisis l'IEF chaque année pour bien d'autres raisons que celle de mon organisation personnelle. Grâce au unschooling, je peux voir mes enfants intégrer des informations complexes en quelques minutes, non pas parce qu'ils y ont été contraints mais parce qu'ils s'y sont intéressés d'eux-mêmes. Mes filles ont cinq ans et trois ans et demi. Alors pour l'instant nous sommes plutôt en unschooling car nous n'avons pas mis en place d'apprentissages formels tels que ceux qu'on trouve en IEF (Instruction En Famille).

A la maison, je peux donc transmettre sans forcer l'ensemble du programme scolaire d'une année en l'équivalent de 4 mois d'apprentissages autonomes. C'est non négligeable pour moi. Aussi, à présent je poursuis aussi dans la non-scolarisation car il est important pour moi que mes enfants ne soient pas dans un système ou apprentissage rime avec compétition des notes mais plus dans un apprentissage par leur propre motivation.

Elles font donc pour l'instant des apprentissages autonomes, comme le film documentaire « Etre et Devenir ». C'est ainsi que notre première fille a appris par elle-même à déchiffrer des mots et des phrases simples à partir de trois ans. Pour l'instant cela fonctionne, mais lors des premières inspections nous mettrons sûrement en place plus de formalité pour la plus grande joie de l'inspecteur.

Les apprentissages sont informels, c'est à dire que nous n'avons pas d'horaires de travail et nous apprenons au rythme des évènements que nous vivons. Le grand principe du unschooling, c'est que l'enfant a naturellement en lui le désir de grandir, d'apprendre et de se développer.

Mais pour autant, je n'attendrais pas que les fractions et l'histoire de France inondent leurs esprits comme par magie. Donc, nous discutons beaucoup, observons, détaillons, racontons : chaque instant de vie est une occasion d'apprendre.

Par exemple : Les trajets en voiture sont des moments très propices aux apprentissages via l'observation (lecture des panneaux, apprentissage du code de la route) et la discussion calme et posée dans un espace clos comme avec les récitations (les comptines, les poésies). Par exemple, ma fille ainée a appris à lire, entre autres, grâce à certaines marques des voitures qui sont souvent très simples phonétiquement.

Quand nous passions devant des voitures garées en épi, les logos étant à hauteur des yeux des enfants, elle me demandait ce qu'ils voulaient dire et je lui répondais, en phonétique et elle mémorisait. Puis un jour, à trois ans et demi, il lui a soudainement pris l'envie de lire un mot sur un paquet de céréales et ensuite, j'ai saisi cette occasion pour nourrir cette faim de lecture qu'elle avait manifestée en lui proposant de lire elle-même des livres avec moi, des panneaux de la route, des enseignes de magasin etc. Elle a appris les chiffres en partie grâce aux numéros des bus du réseau de la ville. Les chiffres pairs et impairs lorsqu'on devait partager des gâteaux, des billes, des perles ou des jeux et par là même les nombres premiers. Les mesures en cuisine sont aussi une bonne occasion de comprendre et d'intégrer les fractions (on n'y est pas encore !). Ce sont des exemples qui n'appartiennent qu'à nous et à notre environnement, mais j'aime l'idée d'éveiller l'esprit gratuitement avec des observations banales du quotidien.

Un autre des apprentissages que je leur donne est peut-être celui que je transmets dans ma façon d'être : les enfants ne sont-ils pas les stars du mimétisme ?! Donc, j'essaie de travailler sur ma façon d'aborder un problème ou un conflit à résoudre, de demander pardon, ma façon de me tenir à table, ma façon d'être à l'écoute, et je vois bien que cela ressort sur elles comme dans un miroir. Et donc, bien sûr, mes mauvais comportements aussi ne font pas exception ! Bref, je dirais aussi, que j'en apprends largement autant qu'elles malgré mes années en plus, et je suis heureuse de nous voir grandir ensemble.

Par ailleurs, notre qualité de vie est très agréable au quotidien. Je n'ai pas de contraintes horaires, j'organise ma journée et ma semaine comme je l'entends, et plus mes enfants vont grandir, plus nous allons pouvoir développer les visites culturelles. Le fait que les enfants soient au quotidien avec moi, nous a habitués à un art de vivre ensemble qui me semble nous donner beaucoup plus de facilités pour bien vivre. Pour moi, cela est beaucoup plus agréable que de les récupérer le soir ou le week-end, fatigués nerveusement et physiquement de l'école.

Je dirais aussi que la richesse des échanges vécus chaque jour, qu'ils soient heureux ou malheureux, m'est toujours très bénéfique. Je considère que vivre ces moments avec mes enfants c'est comme un trésor, même si parfois c'est difficile. Dans les retours négatifs, je me suis rendu compte que je pouvais me faire happer par trop de sollicitations. En effet, comme je suis presque tout le temps disponible, je peux me rendre à plein d'invitations, ou organiser plein d'activités. Mais j'ai réalisé que mes enfants ont aussi besoin d'être tranquilles avec leurs jeux, leurs inventions, leur créativité, leur imagination à la maison sans rien faire d'autre. En effet, j'ai constaté que mes filles ont besoin d'au moins 3h de jeux libres à la maison par jour sinon elles se couchent en miaulant : « mais maman, aujourd'hui j'ai pas joué ».

Ensuite, il me semble que si on n'a pas un bon réseau IEF/unschoooling sous la main, l'isolement peut-être très mal vécu et je crois que c'est la pire chose qui puisse arriver à une maman qui veut se lancer dans l'IEF.

Et enfin, je dirais que j'ai quand même souvent le sentiment de passer pour une extraterrestre. Presque une fois par jour, j'ai une remarque interrogative sur la non scolarisation de mes enfants. Cela me donne parfois le sentiment de ne pas être à ma place tant les gens restent interdits quand je leur dis que mes enfants ne sont pas scolarisés. Des mamans scolarisantes me disent souvent, avec des yeux ahuris : « Mais, comment tu fais ? ». Comme si j'étais folle ou une espèce de super héros. J'avoue que cette réflexion me pèse souvent. D'abord, elle me donne l'impression que les mères me rendent exceptionnelle : « oui mais toi tu peux faire ça, parce que c'est toi ». Alors que finalement, je suis comme les mamans qui scolarisent leurs enfants, comme toutes les mamans. Parfois forte, parfois faible. Parfois souriante, parfois grinçante. Et mes enfants sont pareils, ni plus, ni moins, ni mieux. Je pense que nous essayons toutes de composer avec tout ce que nous sommes dans notre petit quotidien. Ma motivation principale repose sur l'espérance, de ne pas avoir peur de nos échecs et d'essayer de ne pas nous enorgueillir de nos réussites. Rien n'est facile, jamais. Tout est un challenge, et cela me plait de relever ce défi !

ELISABETH,

Maman de deux filles de 5 et 3 ans

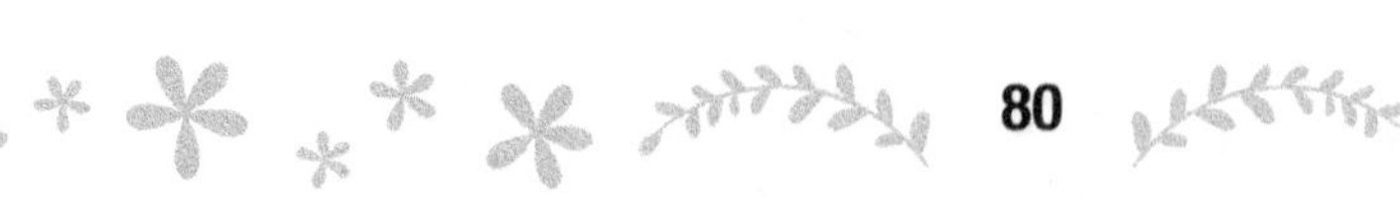

J'AI CHOISI L'ÉCOLE PUBLIQUE POUR MES QUATRE ENFANTS

Je m'appelle Vanessa, je suis d'origine brésilienne, en France depuis Août 2000, maman de quatre enfants, tous nés en France. Mes enfants se nomment : Christelle 15 ans, Christian 13 ans, Christiny 11 ans et Christal 7 ans. Je suis maman au foyer depuis la naissance de Christelle, un choix fait par mon époux et moi, et je suis vraiment ravie d'avoir pris cette décision.

Quand je suis arrivée en France, ça n'était pas vraiment facile pour moi, je n'avais que 18 ans et je ne parlais aucun mot de français, j'ai dû bien sûr apprendre, et au fur et à mesure du temps, ça a commencé à aller mieux. Quand en 2002 j'ai eu la bonne nouvelle, que j'allais être maman, d'une belle petite fille, changement total dans notre vie, mais quel beau changement.

Christelle grandissait, on lui parlait toujours notre langue maternelle (le Portugais) et c'était top. Après un an et 10 mois, Christian est arrivé dans notre vie, un super cadeau. Le temps passe, Christelle grandit, rentre à la crèche, en ne parlant que le Portugais, à ses trois ans elle devrait faire sa rentrée en maternelle, et là, la peur m'envahit. Dans le sens où ma fille ne parlait que le portugais et je me demandais comment elle allait faire pour communiquer ? J'ai parlé avec plusieurs mamans qui étaient déjà en France depuis des années et elles me disaient toutes, qu'elles ont choisi de mettre leurs enfants dans une école privé bilingue, Français-Portugais.

Fabio (mon époux) et moi, nous ne nous sentions pas en mesure de les inscrire dans une école privée et c'est là que nous avons choisi l'école publique de notre ville. J'étais un peu hésitante car les gens parlaient un peu mal des écoles publiques. Mais bon, nous avions la foi que tout se passerait bien.

Merci Seigneur, Dieu a mis dans nos chemins des enseignants extrêmement compétents, encourageants, aimants, bienveillants avec mes enfants (car ils connaissaient un peu mes peurs) Christiny et Christal sont nées, et elles ont fait aussi leur rentrée dans cette même école, et toujours de la maternelle à la fin du primaire, ça n'a été que du bonheur, les enfants aimaient et aiment encore y aller, car les enseignants sont attentifs et les aident énormément. Aujourd'hui, j'ai Christelle qui a fini son Collège Public et qui passe au Lycée, Christian dans le même Collège en classe de 4ème, Christiny fait sa rentrée au 6ème et Christal ravie de faire sa rentrée en CE1. Nous avons fait le bon choix, fait confiance en Dieu et aux profs, et tout s'est bien passé, certes ils ont eu quelques difficultés au début avec la langue, après avec certains enfants, mais toujours on priait pour eux et on prie encore, et le Seigneur protège, bénit et les fait avancer. Je remercie vraiment les enseignants pour leur dévouement, passion pour ce qu'ils font, je sais que dans une certaine mesure, sans eux, sans leur patience et amour, ça n'aurait pas été pareil.

VANESSA NOTHAFT

*Maman de Christelle
15 ans, Christian 13 ans,
Christiny 11 ans et
Christal 7 ans*

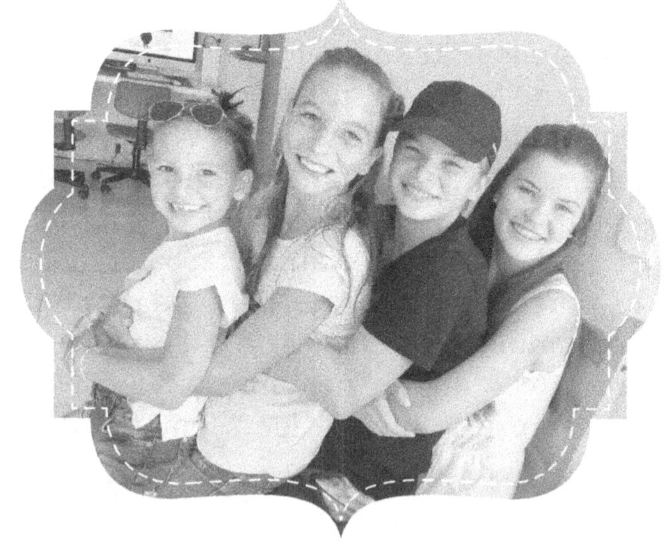

MÈRES CALMES À TRÈS AGITÉES ...

Jusqu'à l'âge de trente ans, les bébés n'existaient pas pour moi. Ils faisaient partie d'un autre monde, rien à voir avec l'humanité.

Ils m'étaient beaucoup moins proches que les animaux, inscrits dans mon quotidien depuis l'enfance par mes études de biologie et la culture de ma famille, très investie dans la nature et l'écologie. Peu de bébés, pas de famille nombreuse, amis de la famille plutôt intellos et peu concernés par la procréation et la parentalité.

Peut-être étais-je un peu en avance sur un mouvement qui prend maintenant une certaine ampleur, un mouvement qui consiste à décider de ne pas avoir d'enfants, ou à se tourner vers une autre manière d'être parent, l'adoption. Et cela pour des raisons personnelles et familiales, mais qui s'inscrivent aussi souvent dans des convictions culturelles.

Cela a été mon choix et notre choix de couple.

Quand vers trente-cinq ans, enfin décidés à avoir un enfant, certaines difficultés se sont présentées pour garder un bébé biologique, nous nous sommes tout de suite tournés vers l'adoption, l'autre façon « naturelle » d'avoir des enfants. La nature est très créative et complexe heureusement, tant pis pour les pensées dogmatiques.

D'ailleurs, comme je le raconte dans un de mes livres, j'avais écrit une lettre dès le début de notre relation à mon compagnon en lui disant que je voulais adopter des enfants avec lui, et je parlais de l'adoption depuis l'âge de 14 ans dans mes écrits intimes. Pourquoi ? C'est une autre histoire ...

Au bout de quelques mois d'essais, une fausse couche particulièrement tardive et douloureuse nous a définitivement éloignés de la parentalité biologique. Ce fut notre choix de nous en protéger au lieu de vouloir la booster grâce à la médecine moderne.

Etre mère adoptive m'a tout de suite enthousiasmée, comblée et me comble toujours maintenant que mes trois enfants sont de grands ados.

En effet, comme le dit une amie sage-femme, la grossesse et la maternité sont deux expériences différentes.

J'ai pu me rendre compte de la vérité de cette remarque dans ma vie privée, mais aussi dans l'accompagnement professionnel des familles et des mères, biologiques et adoptives. Je suis psychothérapeute familiale, spécialisée dans les questions autour de l'attachement, ces liens précoces popularisés par Boris Cyrulnik, fondateurs de nos compétences affectives et relationnelles. Ces liens qui heureusement, grâce aux contextes favorisant la résilience, peuvent se transformer tout au long de la vie et en particulier dans l'enfance. Comme je travaille en libéral, je rencontre peu de mères maltraitantes, ou de mères abandonnant leur enfant. Parfois l'abandon recouvre d'ailleurs beaucoup d'amour, mais soyons honnêtes, pas toujours, surtout dans nos pays occidentaux.

Je rencontre malgré tout la maltraitance et l'abandon par l'intermédiaire des associations et des institutions dans lesquelles j'interviens. Je me dis régulièrement, souvent bouleversée par les histoires que j'entends et leur impact émotionnel sur les bénévoles ou les professionnels, qu'un abandon bien accompagné socialement et affectivement vaut mieux que la maltraitance chronique qui conduit au désespoir certains enfants, ceux qui ne peuvent pas entrer dans une résilience suffisante, pour de nombreuses raisons impossibles à résumer ici.

Il y a les mères toxiques aussi, qui ne sont pas suffisamment maltraitantes pour être repérées, mais suffisamment difficiles à vivre au quotidien pour que leurs enfants en souffrent. Parfois elles sont suffisamment lucides pour faire un travail thérapeutique. Mais c'est plutôt dans la parole de leurs enfants que je les découvre, ou plutôt que je découvre ce qu'ils en ont vécu.

Les mères que je rencontre au quotidien dans mon exercice libéral, sont plutôt les mères qui doutent, depuis l'âge des colliers de nouilles

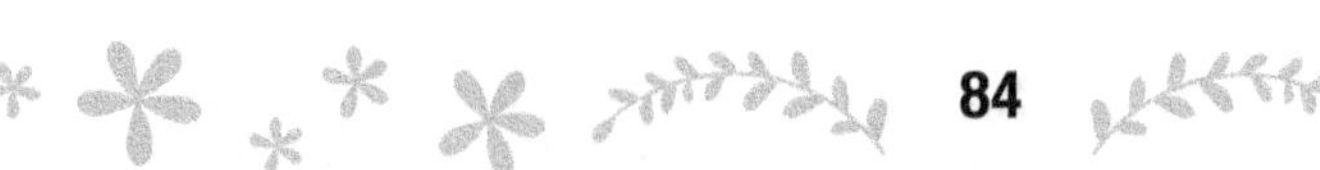

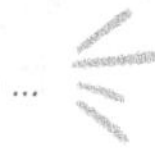

et même bien avant la naissance, d'avoir les compétences pour élever correctement leurs enfants, et qui sont toujours en quête d'amélioration.

J'ai ainsi accompagné des mamans décidées à faire une psychothérapie dès leur première échographie, pour ne surtout pas risquer de transmettre toutes les souffrances de leur propre enfance à leur bébé.

J'ai rencontré des mères redoutant de ne pas assez aimer leur bébé, se reprochant le rejet, la fatigue, la colère, l'épuisement, les cris, la dépression post-partum, les larmes, le baby-blues, le burnout maternel, l'indifférence, l'envie de mourir, l'envie de meurtre.

J'ai rencontré des mamans, biologiques ou adoptives, très soutenues par des nouveaux papas impliqués à part égale dans la parentalité depuis les premiers temps.

Et à l'opposé d'autres mères chargées de toute l'intendance mais aussi de toute la gestion de la vie affective familiale et de l'éducation, encore aujourd'hui cela reste fréquent. Un éducateur de grands ados me racontait qu'il essayait de promouvoir la parité en appelant autant les pères que les mères quand il avait un problème à régler concernant un élève. Mais qu'au vu des résultats quand il est pris par le temps il se contente d'appeler les mères et pas les pères, qui restent très peu mobilisables. Encore aujourd'hui. L'autre problème qui découle de cette situation, est que ces mères portent ainsi tout le poids de l'échec ressenti si la vie de famille se termine en catastrophe. Elles n'ont pas su maintenir l'harmonie du foyer. En 2018 en France, pas au Moyen-âge. Et si la famille dure, ces mères vivent alors pour beaucoup de plein fouet le syndrome du nid vide au départ des enfants, et se retrouvent en dépression pour n'avoir pas pu ou voulu investir une vie en dehors de leur maternité.

J'ai rencontré aussi beaucoup de mamans seules dès le début, avec cette maternité particulière et complexe du face à face quotidien entre une femme et son enfant, souvent unique si c'est un choix de vie et pas les conséquences d'une séparation où elles se sont retrouvées abandonnées.

Toutes ces mères se posent mille questions par jour – heure, minute – et pensent souvent qu'elles ont tout foiré depuis le début, raté

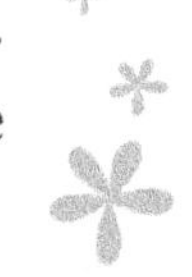

toutes les opportunités de rendre heureux leurs enfants. Alors elles pensent mériter que leurs enfants les oublient quand ils grandissent, ou ne montrent pas assez d'attention surtout dans les moments où elles se risquent parfois à paraître avoir besoin. C'est le juste prix à payer, pensent-elles en secret, pour avoir été une aussi mauvaise mère. Même si elles vous disent en relevant le menton que la seule chose dont elles ne doutent pas c'est d'avoir réussi avec leurs enfants. Et qu'elles interrogent encore trop rarement l'implication du père.

Il y a celles aussi qui se sentent mises à mal par l'autre mère, la nouvelle femme du père de leurs enfants, ou la mère d'origine de leurs enfants adoptés, ou même la maîtresse ou la nounou adorée. Ou l'idée qu'elles s'en font, tellement peu sûres qu'elles sont d'elles-mêmes, tellement illégitimes. Cette autre femme est sûrement mieux, même si elle est haïssable d'exister, même si elles lui sont tellement reconnaissantes d'exister, pour avoir donné naissance, pour prendre soin, pour contribuer à faire grandir, pour donner l'envie d'apprendre.

A elle de se sentir unique dans les yeux de ses enfants.

Et puis il y a celles qui n'ont tellement pas fait le deuil de leur propre mère que le moindre accroc sur cette relation mère-enfant supposée et voulue parfaite les met en larmes.

Que faire alors si ce n'est prendre le temps de l'amour inconsolable pour cette maman dont la mort nous rend toujours orpheline.

Etre mère prend une place essentielle dans l'existence, même en faisant élever ses enfants par d'autres. C'est injuste sûrement. Ou alors une rare opportunité de développer une conscience élargie du monde et surtout de l'autre.

Savez-vous que la maternité, ou plus exactement la mise en place empathique du lien d'attachement entre la mère et son bébé, encore une fois qui peut exister bien après les premiers mois de la vie, cette maternité développe des zones de notre cerveau uniques, qui ne sont développées par aucune autre fonction, et qu'en particulier les hommes ne découvrent qu'aujourd'hui pour certains, à travers l'émergence des nouveaux pères, beaucoup plus impliqués affectivement dans le lien avec leur enfant.

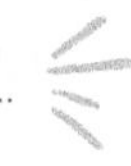

Nous savons depuis quelques temps grâce aux auteurs de la parentalité positive que le maternage participe à la maturation du cerveau de l'enfant, notamment dans les zones du cortex préfrontal et de l'hippocampe, ce qui améliore l'apprentissage et la mémoire. Le maternage agit sur tout le système nerveux et par exemple réduit considérablement le stress et stimule les capacités d'apprentissage.

Mais là c'est le phénomène complémentaire que je veux ici souligner : comment la maternité développe les compétences en termes d'empathie, d'intelligence émotionnelle, d'engagement dans le lien, de créativité. Mais elle développe aussi la capacité de répondre à des sollicitations multiples et contradictoires, la fameuse « charge mentale » écrasante de la femme à la double ou triple journée, mais permettant de gérer la complexité de la vie familiale moderne. Tout cela est maintenant mis en évidence par les neurosciences mais aussi par l'éthologie, cette science du comportement animal longtemps dénigrée par les psys occidentaux, et qui nous apprend tant de choses ... sur l'humanité.

J'aurais sûrement pu me passer d'être mère, j'ai suffisamment de créativité et d'autres intérêts dans la vie pour cela.

Mais je ne regrette pas d'avoir franchi le pas.

Car sans cette expérience je serais nettement moins intelligente aujourd'hui, et ce serait bien dommage.

MARIE JOSÉ SIBILLE,

Auteure, Psychologue spécialisée dans la parentalité

Maman de :

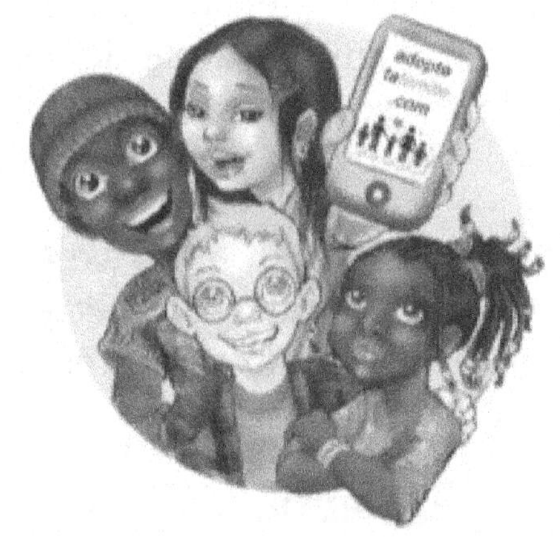

Le plus beau cadeau au monde

epuis début 2015, je suis avec mon chéri. En 2016, j'ai 17 ans et je suis en terminale, mon seul objectif est de réussir mes études pour avoir le boulot de mes rêves. Mon copain lui a 20 ans et il travaille en CDD (Contrat à Durée Déterminée), au sein d'une entreprise d'agroalimentaire.

Lors de nos rapports sexuels, on ne se protégeait pas. On était conscients des conséquences qu'il pouvait y avoir mais en même temps, cela faisait un an et il n'y avait toujours pas de grossesse, donc on continuait. Comme tous les couples, on rêvait d'un bébé lorsque nous aurions une vie parfaite.

Une semaine avant le Bac, je fais une prise de sang pour un bilan médical. Le lendemain je reçois un appel de laboratoire qui m'annonce que je suis enceinte. Je n'y crois pas. J'appelle mon copain et je lui demande de venir me voir avec un test de grossesse à la fin de son travail. Il n'était pas surpris car depuis le début de l'année mes cycles étaient devenus irréguliers.

En fin d'après-midi, il arrive chez moi, mes parents sont encore au travail. Là, je pars aux toilettes faire pipi sur le bâton et le résultat affiché est positif. Dans ma tête tout se bascule et je me pose beaucoup de questions et j'ai peur.

Peur de la réaction de mon copain avant tout et ensuite celle de mes parents et de mes beaux-parents. Je reste assise par terre dans les toilettes dans mes pensées. Mon chéri vient me voir quelques

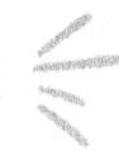

minutes après pour me demander les résultats. Je lui donne le test et je pars dans ma chambre en larmes (de joie et de peur). Il vient vers moi et me dit qu'il veut garder ce bébé et qu'il serait capable de le nourrir et de l'accepter avant tout, qu'il faudrait que je passe mes examens sans me prendre la tête et surtout que je réussisse pour notre bébé.

La question qui me rongeait était comment je pouvais le dire à mon entourage car je n'avais encore que 17 ans.

Dans ma tête, je me suis dit que le moment idéal c'était le jour des résultats du bac. Le jour des résultats est arrivé et j'ai réussi mon Bac avec mention Assez Bien et dans le même temps je reçois une notification d'admission en BTS. Je suis trop fière de moi et je l'annonce à toute ma famille. Ils veulent faire un dîner le week-end en cet honneur.

Arrive le week-end, ma famille et ma belle-famille sont réunies au moment du repas. Je lance un regard à mon chéri et je lui dis c'est le moment ! On se met debout, je commence mon discours sur la réussite de mes examens et puis j'enchaîne par l'arrivée du bébé. Ils sont tous étonnés mais sont très joyeux, ma mamie m'a même dit que depuis une semaine elle avait remarqué. Il y a bien eu une leçon de morale des parents surtout sur les études, mais je leur ai promis d'y arriver !

Une grossesse qui se passe magnifiquement bien pour moi. La petite Maély pointe son nez trois jours avant l'anniversaire de son papa. Mais les problèmes commencent. Il faut que je quitte ma fille qui a à peine un mois la journée, pour reprendre mes études. Mais je veux toujours l'allaiter donc je m'achète un tire-lait. Tous les matins et tous les soirs, je tire mon lait mais malheureusement mon sein ne produit très vite plus de lait. Je dois arrêter l'allaitement.

Deux mois après mon chéri se retrouve malheureusement sans emploi. Puis il y a l'arrivée de bébé, le déménagement, les nuits blanches pour s'occuper de bébé et faire les devoirs d'école. Malgré toutes ces péripéties mon objectif était de réussir mes études et

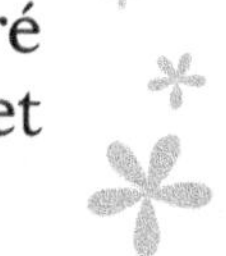

aujourd'hui j'ai mon BAC+2 ! Alors que j'attendais les résultats de mes examens, j'ai poussé mon chéri à chercher du travail et aujourd'hui il a obtenu un CDI.

Leçon de morale que j'ai retenue ? Toujours garder ses objectifs en vue et ne pas baisser les bras malgré les aléas ou obstacles qui se présentent.

De plus, un enfant n'est pas une erreur ni même un obstacle dans la vie. Car pour moi ma fille a été une source de motivation.

MÉLANIE MIRANVILLE

Maman de Maely, 4 ans

Maman solo

Alors voilà, parfois la vie déjoue nos plans de famille idéale et il vaut mieux se séparer. Envisager la vie de maman solo et devenir un monstre de courage.

Être maman solo d'une petite fille en bas âge, c'est se poser énormément de questions, sur la pertinence de ses choix, sur les schémas qu'on reproduit, sur comment préserver l'insouciance et la joie de vivre de son enfant et ne pas la fragiliser. Reproduire des schémas car je suis moi-même enfant du divorce, d'un temps où la garde alternée n'était pas légion. Et aussi loin que je puisse remonter le fil du temps, je n'ai pas de souvenirs de mes parents ensemble. Et cela sera le cas pour ma fille. Alors oui mes plans de famille idéale, c'était bien évidemment faire grandir ma famille avec son papa et sa maman...

Assumer mes responsabilités sans culpabiliser outre-mesure.

Les premiers mois sont difficiles, on ne va pas se mentir, alors on passe en pilote automatique, on jongle et on apprend à lâcher prise... Parce que le corps commence aussi à envoyer des signaux ... Et comme en procédure d'urgence en avion, il convient de placer le masque à oxygène d'abord sur soi.

J'ai frénétiquement cherché les bons livres pour « expliquer » à ma fille, ne pas charger ses petites épaules, la rassurer, trouver les mots justes ...

Et puis je me suis aidée. En demandant de l'aide, en allant parler, en allant pleurer, en déchargeant. Pour réaliser que je n'étais pas que maman. Et que j'avais complétement négligé la femme en moi (voire même l'avais-je seulement assumée ?). À vouloir être une super maman, super à l'écoute des besoins (supposés) de ma fille, j'en avais littéralement oublié qui j'étais, quels étaient mes besoins à moi, mes envies. Et je cumule puisque je suis maman solo isolée, pas de famille à 400km à la ronde ...

Donc opérer un recentrage s'avérait vital car «à l'impossible nul n'est tenu». Merci mon psychologue qui me l'a répété jusqu'à ce que je veuille bien l'intégrer.

Alors je me suis donnée la permission de prendre soin de moi, et de réinvestir ma vie de femme, quand bien même la logistique est un casse-tête. Casse-tête parce qu'une femme séparée, avec des ambitions professionnelles, doit tenir compte de la réalité et établir ce à quoi elle peut renoncer ou non. Temporairement. Provisoirement. L'école appelle ? J'arrête tout, tant pis. Et le créneau du midi me sert à plein de choses personnelles. J'ai besoin d'aller faire un peu de sport et croiser du monde en dehors du parc d'enfants ? Je dépose ma fille chez des amis et m'octroie deux heures pour moi.

Non je ne suis pas condamnée à être solo. Non je n'ai pas perdu tout sex appeal.

Il s'agit plutôt d'être astucieuse et d'accepter l'aide que l'on peut nous proposer. Et de créer des respirations pour ne pas que l'on s'étouffe l'une et l'autre. Les vacances se profilent ? Ma fille part chez son papa et c'est l'histoire des souris qui dansent quand le chat dort ...

A la réflexion, donner la vie c'est déjà se séparer. J'apprends à ma fille à devenir grande, pas à pas, bienveillante, présente, aimante, sans me sacrifier ... Et l'éducation positive est une approche qui m'aide grandement au quotidien à trouver des béquilles pour éviter les tensions et ne pas éprouver ma patience. La méditation est un formidable outil, gratuit, pour être en confiance, respirer, relativiser.

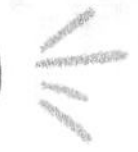

Alors on ne va pas se le cacher, il y a encore des moments qui pincent le cœur, qui désemparent ou qui apitoient, mais mon intuition de femme est ma meilleure alliée, y compris pour faire face à toutes mes questions de maman sans réponse... La vie me réserve encore de belles surprises, de l'ordre de celles que je ne peux pas imaginer.

ALICE

Maman de Rose, 4 ans

L'ÉDUCATION DES ENFANTS PAR DEUX PARENTS DE RELIGIONS DIFFÉRENTES

Et tant que couple mixte, nous n'avons pas beaucoup discuté de l'éducation de nos enfants avant leur naissance. Tout ce qui comptait c'est l'amour que l'on avait l'un pour l'autre. Je me souviens de quelques discussions concernant la religion des enfants et on avait convenu que chaque parent montrerait les coutumes religieuses et apporterait la culture de son pays. Et les enfants, en étant grands, choisiraient la voie qu'ils voudraient suivre. Tous les deux, on ne mesurait pas vraiment l'importance des défis qui se présenteraient plus tard. Surtout que je ne connaissais pas du tout la religion musulmane.

Le choix des prénoms n'a jamais posé de grands problèmes pour notre couple. Le choix bien sûr a été impacté par nos cultures, car ils portent tous des prénoms composés des deux cultures.

A la naissance de chaque enfant nos critères de choix ont évolué. Avec le premier enfant c'était important que le prénom puisse autant plaire à nous qu'aux grands parents des deux côtés.

Par exemple ma première fille porte un prénom qui rappelle son origine européenne et comorienne. Du coup les grands-parents paternels utilisent toujours son deuxième prénom.

Le deuxième enfant porte un prénom judéo – musulman et il marque la transition de notre couple vers de nouvelles croyances.

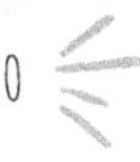

Le troisième enfant marque le changement complet de religion (de mon mari) et elle porte un prénom composé qui est européen et biblique.

Pour l'éducation des enfants au quotidien, là aussi il y a eu une évolution. Lors de l'arrivée de notre première fille, c'était facile. On discutait chacun librement de Dieu et on allait fêter les fêtes religieuses de deux côtés. Fêter Noël et recevoir plein de cadeaux était donc une habitude pour nous tous. Pendant les fêtes musulmanes on allait de l'autre côté de la famille pour célébrer l'occasion.

Avec l'arrivée de notre fils la pression a augmenté car il y avait la question de la circoncision. On a eu quelques disputes car moi je ne voulais pas «faire subir ça à mon enfant». A la suite de beaucoup de discussions animées pour trouver le terrain d'entente, nous avons finalement pris la décision de ne pas faire d'intervention chirurgicale. Ce qui a apporté la paix à chacun des parents.

Avec la naissance de mon fils, il y a eu une période où les grands-parents paternels ont mis une trop grande pression pour que les petits choisissent déjà une religion. Ils voulaient que nous rentrions tous dans une pratique quotidienne de l'islam en suivant le ramadan ou la prière. Ils ne comprenaient pas que nous avions un style de vie avec mon mari qui conjugue le choix de chacun de pratiquer ce qu'il veut. Plus mon mari ressentait le forcing plus il s'éloignait de sa famille.

A un moment, nous avons choisi de nous éloigner de ses parents, pour le bien-être de toute la famille. Les disputes liées à la religion étaient devenues fréquentes ce qui mettait en difficulté tout le monde : notre couple, nos enfants, notre équilibre familial. Après cette période tumultueuse, notre famille a retrouvé la paix et ses habitudes, c'est à dire que les enfants et moi allons les dimanches à la rencontre de notre famille chrétienne. Et mon mari reste tranquillement à la maison. Il n'est pas dérangé par mes pratiques et mes relations au sein de l'Eglise tant qu'il n'y a pas d'obligation pour les enfants d'y assister. Les enfants lisent quand ils veulent

la bible, ils vont à l'église quand ils le souhaitent, et ils aiment y aller car ils ont beaucoup d'amis à l'école du dimanche. Lorsqu'ils le veulent et qu'ils demandent à propos de l'Islam, papa leur explique les pratiques avec beaucoup de respect. Car il dit toujours «Dieu est là où il y a de l'amour». Et il y a beaucoup d'amour dans notre famille ! Personne n'est forcé à faire quelque chose.

Finalement, nous avons toujours voulu protéger nos enfants des conflits culturels ou religieux. Ils se sentent épanouis et se voient plus chrétiens que musulmans, ce qui ne nous pose aucun problème en tant que parents. Dans notre couple on a toujours mis en avant le respect de l'autre, et quand il a fallu faire le choix on a cherché la santé et le bien-être de nos enfants.

Les défis n'ont pas manqué et nous avons eu des discutions « animées » avec mon mari sur des sujets différents : culturels, religieux ou tout simplement sur l'organisation de la vie quotidienne. Mais notre amour a été plus fort car surtout nous voulons rester unis et voir grandir nos enfants dans une famille soudée et unie.

LORETA

Maman de trois enfants

(Les prénoms ne sont pas mentionnés pour protéger l'identité des enfants et du papa)

La maternité, un sacrifice

L'amour maternel change la vie. Quand mes deux filles étaient encore bébé, c'était uniquement une responsabilité car je n'avais pas le temps de ressentir le plaisir de cet amour. Certes, je les aimais mais il fallait accomplir toutes mes tâches convenablement. Je ne dégustais pas ces instants de plaisir avec moi-même parce que j'étais absorbée. Je n'avais pas le temps, je m'occupais moi-même de mes filles. La matérialité des premiers temps -biberon, bains, couches, promenades, jeux – m'absorbait entièrement.

Ce n'est qu'après, lorsqu'elles sont devenues plus autonomes, que j'ai commencé à vivre réellement cet amour avec moi-même, et que je l'ai réalisé. J'ai aussi découvert que nous n'étions plus une personne mais bien trois personnes différentes, avec trois personnalités distinctes et trois goûts qui souvent divergent.

A mesure que mes filles deviennent plus autonomes, qu'elles fréquentent l'école quotidiennement, jouent et font leurs activités indépendamment de moi, j'ai plus de temps libre. Je m'aperçois qu'elles sont en train de grandir et que l'heure de la séparation sonnera un jour. Elles sont avec moi mais dans quelques temps, elles voleront de leurs propres ailes.

Je ressens soudain la peur, sentiment que je n'avais jamais ressenti jusque-là. Elles grandissent mais ont toujours besoin de ma vigilance, de ma protection, de mon amour. Elles m'invitent aussi à penser mon rôle de mère : je ne suis pas qu'une intendante générale, une infirmière, une gardienne mais une éducatrice. Comme elles ont dépassé la prime enfance, mon rôle ne se limite plus aux tâches quotidiennes mais il s'étend à la préparation d'une autre génération capable de comprendre et d'affronter le monde, parfois cruel.

J'ai toujours été une femme active, une femme dans le monde : opticienne de formation, je ne pouvais concilier vie professionnelle et maternité au sens plein. Les horaires du commerce obligent à déléguer les tâches matérielles. J'ai fait le choix de m'occuper personnellement de mes filles quitte à sacrifier provisoirement ma carrière et mes ambitions.

Aujourd'hui, je ne regrette pas mon choix : mes filles méritent ce sacrifice.

SIHEM, MAROC.

Maman de deux filles

DES ENFANTS ET DES LIVRES

A Paris, la couverture d'un livre à la mode s'est longtemps étalée en devanture des librairies « Les femmes qui lisent sont dangereuses ». Certes, c'en est fait, depuis longtemps, de ma douceur et de mon ingénuité mais, en lisant régulièrement, j'ai aussi fait le deuil, sans le savoir, de ma féminité.

Or, une fois enceinte, les choses se sont lourdement aggravées, du point de vue de l'indignité. Au fond, qu'en est-il des mères qui lisent ? Il y a littéralement péril en la demeure. A priori, les mères qui lisent s'écartent de leurs obligations maternelles, elles manquent à tous leurs devoirs. En tissant sa tapisserie, l'aristocratique Pénélope restait épouse et mère et il ne serait pas venu à l'esprit de la fidèle Andromaque de parcourir un blog ou d'ouvrir un livre au risque d'oublier sur le feu le biberon d'Astyanax. La haute société de l'Angleterre victorienne l'a bien compris : Alice s'est assoupie et est entrée seule au pays des merveilles pendant la lecture faite par sa grande sœur, non par sa mère. Trop occupée à ses mondanités, la mère d'Alice n'avait probablement pas le temps de beaucoup lire.

Pourtant, à la réflexion, il en va des livres comme du patronyme, de la langue maternelle, des goûts alimentaires, du rapport au monde. Le livre ne détourne pas de la parentalité, il y amène. Entre un enfant et un adulte, homme ou femme, certaines choses se partagent et quoi de plus évident, quoi de plus légitime à faire partager, pour un parent qui a lu et étudié, que l'amour des livres. A la mémoire reviennent les vers paternels de Victor Hugo

Oh! que de soirs d'hiver radieux et charmants,

> *Passés à raisonner langue, histoire et grammaire,*
> *Mes quatre enfants groupés sur mes genoux, leur mère*

Tout près, quelques amis causant au coin du feu!

Et du côté des mères, combien de tableaux, combien de sculptures figurent Sainte Anne en train d'apprendre à lire à la Vierge !

Les enfants découvrent en effet les livres à l'âge où ils sont encore incapables d'y avoir accès par eux-mêmes. L'adulte se trouve tout puissant, acteur chevronné, faisant naître un univers d'un morceau de carton coloré, animant de sa voix des caractères d'imprimerie austères. L'autorité est pleine et entière : c'est donc cela être maman, avoir le droit de lire à haute voix, en imitant le loup, l'histoire de Blanche-Neige ou celle du Petit chaperon rouge...

Décryptant les caractères byzantins qui ne veulent encore rien dire pour l'enfant, je me fais, chaque soir, mage ou grande-prêtresse et anime un culte sacré. En français, on qualifie d'ailleurs de rituel ce simple petit moment de bonheur qui consiste à lire régulièrement, à la lumière d'une lampe de chevet, une histoire à son tout-petit. Parfois, une lecture ne suffit pas, le petit garçon ou la petite fille demande « une autre histoire » ou exige qu'on relise « encore ». Le jeune enfant prépare une pile de dix livres afin de retarder l'heure du coucher...

Et, en laissant aller l'enfant à l'école maternelle, j'ai dû déléguer à l'institutrice de mes filles les droits nouvellement acquis par la maternité. En un sens, j'ai autorisé l'enseignante à lire à ma place, car l'école maternelle est précisément cette école où l'enfant ne sait pas encore lire. La maternelle cesse lorsque l'enfant apprend à lire par lui-même. Et si, être mère, c'était non pas seulement, nourrir, laver, chérir mais aussi lire ?

Paradoxalement, depuis toujours, des milliards de femmes lisent mal ou ne savent pas lire car, enfants, elles n'ont pas appris. Dans la société où elles grandissent, elles n'ont pas eu besoin de lire puisqu'elles devaient être mères. La langue latine est nette sur ce point. Dans l'Antiquité, les mot *liberi* et *libri* désignaient à la fois les enfants et les livres. Les deux termes entretiennent un lien particulier avec le mot et l'idée de liberté. Mais la sagesse latine est exclusive et définitive :

Aut liberi, aut libri : soit des enfants, soit des livres.

Au vingt et unième siècle, pour être libre, deux voies sont toujours possibles, la maternité et la lecture. Car l'expérience prouve que l'une et l'autre ont en partage la gratuité et l'abandon de soi. Nous sommes et ne sommes pas les auteurs des livres que l'on lit comme nous sommes et ne sommes pas les créateurs de nos enfants. Il faut, lorsqu'on est parent comme lorsqu'on lit, laisser un peu de soi de côté pour découvrir, pour mettre au jour, une autre part de soi que l'on ignorait jusque-là.

Les enfants, leur vie, leurs émotions et leurs réflexions sont de véritables livres à lire. Chaque jour, on lit dans leurs cœurs comme à livre ouvert tant ils s'offrent à nous dans leur candeur et leur vérité. Devant les premiers pas, on devient scientifique. Face aux premières colères, on se fait psychologue. Les premiers mots nous rendent poète. Le meilleur manuel d'éducation est l'éducation. Mais, derrière cette simplicité apparente des premières fois, se cache un sens ésotérique, qui ne peut échapper à l'éducateur. Chaque enfant porte en lui toute l'humanité toute entière et les tout-petits instruisent davantage que les plus épais des livres.

Ainsi, mes filles apprennent l'arabe, une langue qui m'a toujours été familière à l'oral mais dans laquelle je suis presque illettrée. Les caractères arabes forment des arabesques esthétiques que j'ai toujours déchiffrées à grand-peine. Mal instruite dans cette langue, je ne sais pas lire ce qu'une enfant de sept ans lit aisément et, en entendant ma fille, je me trouve dans la position du petit enfant qui écoute avec émerveillement et avec gratitude le dévoilement du texte qu'offre le lettré à l'ignorant. Il reste à la petite de deux ans de prononcer parfaitement des mots sur lesquels je bute.

Livre de la nature, livre à déchiffrer, ô combien tu l'emportes sur les livres des hommes.

Clara Madec

Maman de Gloria et Iris

Maman d'accueil et maman de sein, ou comment dépasser les défis du quotidien

R édiger un témoignage, un petit bout de vie en tant que maman reste un exercice complexe car la tentation est forte de répandre des dizaines d'anecdotes ayant sillonné les années.

Ajouter à cela la dimension supplémentaire de famille d'accueil accroit l'expérience mais aussi les souvenirs, les ressentis, les émotions, les paradoxes.

Maman de 4 enfants âgés aujourd'hui de 12 à 24 ans, je fus aussi assistance familiale. Ce terme permet de vous rappeler qu'au-delà de la charge de famille, vous êtes salariée même si dans le quotidien, vous avez une responsabilité maternelle.

Pendant 11 ans, nous avons accueilli des enfants issus de famille en difficulté. Bébé, entre 3 et 12 ans, ces enfants ont séjourné chez nous quelques jours, semaines ou années. Notre minibus transportait jusqu'à 8 enfants pour des rendez-vous dans le cadre professionnel, des visites médicales, amicales, les lieux de vacances de notre famille et j'en passe.

Une famille un peu originale dans le sens où se côtoyaient des enfants issus de parents, culture, contexte social tellement différents. Et dans tout ça, comment ouvrir son cœur sans jugement, avec amour, à la juste place, pour des enfants ayant une mère, un père dans l'impossibilité voire l'incapacité de veiller à leur croissance, les protéger et/ou leur assurer le minimum vital ?

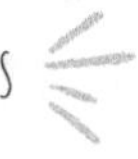

L'exercice n'est pas aussi aisé que l'on aimerait croire. La presse, l'entourage ou le voisinage idéalisent souvent l'accueil. Les enfants placés en famille peuvent même souhaiter « appartenir » à celle-ci ou à l'inverse la rejeter de manière très violente. L'enfant placé ne choisit pas de vivre dans une autre famille que la sienne mais il est dans un entre-deux parfois inconfortable.

Chacun interprète donc en fonction de sa propre conception de la famille et au milieu de ses fantasmes personnels ou collectifs. L'assistante familiale doit chercher l'équilibre pour elle-même et pour chacun dans le foyer.

Nous vivions donc tous ensemble avec de courts moments où l'enfant, les enfants repartaient quelques heures ou un week-end chez leurs parents. Le quotidien était fait de repas autour d'une grande table, de devoirs d'école quasi collectifs, d'énormes quantités de linge à laver, de balades avec profusion de vélos ou patinettes …

Mais le quotidien pouvait aussi être compliqué quand au moment du coucher, un des enfants paniquait ou se mettait à pleurer. Faire patienter tous les autres, y compris les siens, pour tenter de calmer par câlins et paroles demande conciliation et patience.

La maitrise de soi, la patience, l'amour de l'autre, l'espérance doivent alimenter le cœur de la mère de famille nombreuse/famille d'accueil. Allaiter son petit dernier alors qu'il est encore nourrisson et voir l'enfant accueilli uriner devant vous pour manifester qu'il est là et probablement très jaloux de ne pas être l'enfant au sein … Souvenir, émotions, tristesse ont parfois submergé le cœur de la femme que j'étais alors.

Dans mon cœur, je souhaitais ne pas faire de différence mais elle était là, de fait. L'enfant vous est confié par un tiers, l'Aide Sociale à l'Enfance (ASE), afin qu'il reçoive des soins, une éducation, de l'affection, de la sécurité et se développer du mieux qu'il puisse. A l'inverse, nos enfants ne grandissaient pas avec ce tiers qui guidait leur vie et en déterminait les contours.

Quant à eux, ils partageaient leur espace, leurs parents mais aussi leurs jeux, leur cour d'école, parfois leurs amis.

J'avais donc à les préserver en leur accordant des temps exclusifs par exemple dans leur chambre, lieu non ouvert au collectif.

Je me souviens des temps de shopping. Chacun d'entre eux avait son temps, enfant du sein, enfant accueilli. Nombre de samedi ou de jour de vacances scolaires ont été multipliés pour passer un temps individuel et personnel. Chaque enfant préparait sa liste de courses et ses souhaits. A mon tour de vérifier tout cela et d'organiser le temps dans l'agenda. J'étais devenue une organisatrice familiale ayant en main les meilleurs filons et adresses de shopping afin de ne pas se perdre dans les couloirs de ces gigantesques centres commerciaux. Un petit arrêt dans une boulangerie voire une séance de cinéma agrémentait de temps à autre les sorties.

Et puis, n'oublions pas la période des listes de fournitures scolaires. Mi-juillet, toutes les fournitures étaient achetées en gros car vous n'attendez pas fin août lorsque vous avez 6 enfants ! Les kilos de cahiers, les dizaines de feutres, les lots de gomme et j'en passe permettaient aux enfants d'être prêts, sans stress, et de se projeter dans un avenir pas toujours très clair psychiquement.

Puis, vient le temps des séparations. Lorsque les enfants accueillis devaient rejoindre leur famille biologique ou partir en institution, en foyer, nous nous quittions alors mutuellement.

A la fin de cette saison de famille d'accueil, une des enfants accueillis souhaitait rester chez nous car notre maison était sa maison. Elle en parlait et c'était tellement clair pour elle.

Quelques jours avant Noël, on m'a annoncé qu'elle allait rejoindre un foyer pour adolescent. En moins d'une semaine, nous avons dû vider sa chambre, faire ses valises, lui permettre de dire au revoir aux copines de l'école, stopper sa scolarité, organiser une soirée pour la remise des cadeaux achetés pour le réveillon.

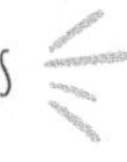

Elle est partie sans son vélo acheté avec mon mari. Elle était fière de cet achat car il était le fruit de ses économies sur l'argent de poche. Ce vélo est resté à l'institution dans laquelle j'étais employée. Personne ne pouvait le ramener faute de véhicule conséquent et je n'avais pas l'accès. J'ai tour à tour ressenti de la tristesse, un sentiment d'injustice, de la frustration, de l'impuissance et enfin du lâcher prise.

Son histoire n'était pas la mienne et nous avions fait ce que nous pouvions.

Comme dans toutes les situations que j'ai vécues, je n'ai jamais pu avoir de nouvelles d'elle. Ce qui n'est pas le cas pour d'autres familles d'accueil, la généralisation serait injuste. Ainsi, rêver d'un bel avenir pour l'enfant ne façonne pas un chemin idyllique.

Aujourd'hui, devenue médiatrice familiale, je suis plus que convaincue de la responsabilité et la place des parents dans le bon développement de l'enfant et de l'étayage que peut amener une ou des personnes ayant à cœur de soutenir et accompagner le bout de chemin d'un enfant.

ARMELLE DELABRE AND CO'

http://armelledelabre.com/

Maman de Corentin, 24 ans

Charlotte, 22 ans

Maëlenn, 17 ans

Nathanael 12 ans

Être une maman aujourd'hui

Être parent aujourd'hui nécessite de nombreux défis à relever. Dans une société comme la nôtre qui nous demande sans cesse de nous surpasser et d'être performante dans tous les domaines, lorsque nous devenons mère, les choses se compliquent encore.

Être une femme, puis devenir mère n'est pas chose facile car nous devons trouver notre place à travers ce système et accueillir et éduquer notre enfant dans les meilleures conditions. Trouver notre équilibre, un juste milieu en tant que maman, s'épanouir auprès de son enfant n'est pas chose aisée. Cela demande des concessions et des sacrifices.

Pour ma part, étant croyante, l'arrivée d'un petit être dans ma vie a remis en question beaucoup de choses. Quelles étaient mes priorités vis à vis de lui ? Si je souhaitais allaiter, comment faire plus tard vis à vis de mon travail ? Quel mode de garde choisir ? quelle école ? Quelle éducation pouvais-je pouvoir offrir à mon enfant pour qu'elle soit en adéquation avec mes croyances ? et Dieu dans tout cela ? Comment transmettre les valeurs qui sont les miennes, dans une société laïque, dans cet univers de consommation et de monde matérialiste ?

Toutes ces questions, je n'y avais pas forcément pensé avant la venue de mon premier enfant. Mon désir de devenir mère était si fort que le reste devait suivre naturellement pensais-je. Mais tout à coup, devenir maman me semblait très compliqué, une mission difficile à accomplir. Tout à coup, j'avais peur pour la première fois, peur pour mon enfant !

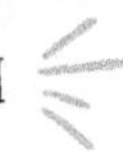

J'ai donc pris une décision : celle que mon enfant bien aimé serait ma priorité, c'est à dire que son bien-être, son développement, son épanouissement, passeraient avant le mien ou avant certaines ambitions que j'avais. Y-a-t-il une meilleure chose que de léguer à son enfant une belle éducation ?

A partir de ce moment, mes choix de vie se transformèrent et changèrent. Je décidai dans un premier temps d'allaiter mon enfant. D'allaiter pendant deux ans, et ce fut une expérience unique et magnifique, puis je choisis de m'en occuper jusqu'à ses trois ans, et de profiter pleinement de ces trois premières années où il a tellement besoin de nous, de notre amour et d'attention pour se construire et s'épanouir en toute sécurité physique et psychologique.

Puis la question de l'école arriva. Je choisi de me tourner naturellement vers un mode d'éducation hors normes, celui de commencer l'instruction en famille. Donc jusqu'à l'âge des six ans de ma fille, nous avons passé des années merveilleuses, j'ai pu lui apprendre à lire et écrire, je lui fis découvrir qu'il était possible d'apprendre à son rythme, d'une manière libre, je lui transmis l'amour de la lecture, de la nature, et d'apprendre avec joie et plaisir.

Je me disais souvent : on récolte ce que l'on sème. Alors autant semer de belles graines dès aujourd'hui qui donneront dans quelques années de belles fleurs et de beaux fruits. Je suis mère de trois enfants. Et pour chacun d'eux je fis la même chose. Je leur transmis l'amour de Dieu dans leur cœur, je les prépare aussi et les mets en garde face au monde dans lequel ils vivent afin qu'ils ne vivent pas dans une bulle et qu'ils soient confrontés à la réalité des choses.

Je souhaitais qu'ils acquièrent une forme de discernement du bien et du mal afin qu'ils puissent faire la part des choses.

Finalement, l'important est l'amour et le modèle qu'on leur transmet. L'attention et l'écoute qu'on leur porte. Les responsabiliser très tôt afin de leur faire prendre confiance en eux, les valoriser et les aimer tout simplement.

Et ne culpabilisez pas si vous n'arrivez pas à faire tout ce que vous auriez aimé, et si parfois vous perdez patience, dites-vous que vous vous efforcez d'être chaque jour de meilleurs parents et que vous faites de votre mieux.

Avec toute mon affection...

MANUELA NOUR

Maman de Jena, Mohamed et Kenza

Dieu a guéri et donné le rein qui manquait à ma fille

En l'an 2000, le Seigneur a fait un miracle dans la vie de ma fille, qui a changé pour toujours ma perspective de qui est Dieu et qui m'a rapprochée de Lui.

Alors que j'étais enceinte de ma dernière-née, je suis allée chez mon gynécologue pour la dernière échographie avant la naissance. Il ne pouvait pas bien voir ses reins à cause de la position de mon bébé donc il m'a dit que trois jours après sa naissance il ferait un scanner pour vérifier ses reins et s'assurer que tout allait bien. C'était un contrôle de routine.

Trois jours après la naissance, alors que j'étais encore à la clinique, les médecins ont pris mon bébé pour effectuer ce scanner et ils me l'ont rendu une heure plus tard. Tout semblait bien aller, mon bébé était sain, l'allaitement se passait bien etc ...

Le soir j'ai reçu un appel du pédiatre pour m'annoncer que mon bébé n'avait qu'un REIN !!!!!

Il m'a dit de ne dit de ne pas m'inquiéter puisqu'elle avait quand même un rein et qu'il est possible de vivre normalement avec un seul rein, si celui-ci fonctionne bien. Il m'a annoncé qu'ils allaient encore faire des tests sur son seul rein et que nous aurions les résultats 10 jours plus tard. J'étais en état de choc et très secouée, mais soudain j'ai entendu une petite voix qui me disait «ne t'inquiète pas, ma Main n'est pas trop courte pour sauver...»

J'ai su que c'était la voix de Dieu car j'ai ressenti une paix et un calme immenses.

En résumé, les examens médicaux sont revenus : son seul rein avait un problème de reflux (ce qui signifie que lorsqu'elle urine, une partie de l'urine remonte dans son urètre et endommage son rein). Mon bébé a reçu des antibiotiques et les médecins lui ont prescrit des antibiotiques à vie, afin d'éviter une infection des voies urinaires !!! J'ai continué à faire confiance à Dieu.

Alors qu'elle avait un mois, le professeur d'urologie de l'hôpital des enfants a demandé à voir mon bébé. Lorsque nous sommes arrivés, il nous a expliqué, en me montrant les rayons X pris à la clinique qu'effectivement son seul rein fonctionnait, mais qu'il faudrait lui faire une chirurgie. Il voulait quand même faire un autre scan avant de prendre une décision finale. Nous sommes revenus le lendemain pour le scan. Pendant toute la procédure, je priais et demandais à Dieu de se révéler, de guérir son rein et de délivrer mon bébé de la chirurgie.

Puis le miracle s'est produit : plusieurs médecins sont venus dans ma chambre et m'ont déclaré : « nous ne savons pas ce qui s'est passé, nous ne comprenons pas, mais votre bébé a 2 REINS!!! ET ILS FONCTIONNENT PARFAITEMENT BIEN !!! » Ils ont admis que les miracles existent et que ça c'en est un !! Ils ont immédiatement stoppé les antibiotiques et son rapport médical a été changé ! Aujourd'hui elle a 17 ans, va très bien et n'a pas de problème de santé. Je donne toute la gloire à Jésus, Celui qui guérit et qui restaure.

Soyez bénies,

Frida Coleman

Pasteure à Dozim, Genève
Maman de trois enfants

Maman et grand-mère, que du plaisir !

Quand on devient maman (ce qui est merveilleux) on le reste toute sa vie ! Cet amour maternel qui m'a donné des ailes pour me lever la nuit, m'occuper d'eux, les encourager, les écouter, faire le taxi, ne pas m'endormir avant d'entendre la clé dans la porte quand ils sortaient le soir, cet amour-là reste intact.

Nos enfants grandissent, un jour ils quittent le foyer, Rien de plus normal, on les élève pour cela ! Et malgré les émotions du départ, on se réjouit de les voir « faire leur vie » trouver leurs conjoints, former à leur tour une famille.

Et voici que le premier petit enfant s'annonce... Je ne réalise pas bien... Mais quelle joie, quelle excitation ! J'ai déjà envie de l'aimer, de le câliner, de le voir souvent, je suis devenue grand-mère ? Bon, si c'est comme ça que ça s'appelle, alors oui, je suis sa grand-mère, je suis leur grand-mère ! Et les marques de leur affection me transportent.

Un amour fou pour les petits de nos petits...

J'ai beaucoup de joie et de reconnaissance quand on me les confie. Je redécouvre les biberons, les couches, les petits pots (j'ai rajeuni ? Non, mais je vis !) J'essaie de reconnaître la raison de leurs pleurs, la faim, le sommeil ?

Tout revient sans vraiment de difficulté, mais plutôt avec une joie profonde de retrouver ces gestes et ces élans. Et je m'émerveille de leur premier sourire comme si tout était nouveau. Je me sens très fière de les promener en poussette dans la rue. J'ai l'impression que tout le monde me regarde !

Aller la chercher à la crèche ? Génial ! Je la regarde jouer avant qu'elle ne me voie, et quand elle m'aperçoit, elle lâche tout et court vers moi… bonheur partagé !

Et à la sortie de la maternelle…j'espère que mon goûter lui plaira… On va au parc ? D'accord pour le toboggan.

Et voici déjà l'aîné au CP, je vais dans sa chambre pour qu'il me montre son cartable, ses livres, grand garçon !

Je ne pense pas être différente dans mon comportement avec eux que je ne l'étais avec nos enfants. Je n'ai juste pas le même rôle.

Je n'ai pas en charge leur éducation, je suis plus là pour des moments de jeux, de détente tout en respectant les règles et les limites posées par leurs parents. J'ai aussi un peu moins d'énergie pour certaines activités, mais plus de temps pour lire 10 fois « Choupi va à la piscine ».

Tout cela sans oublier nos enfants adultes qui resteront toujours nos enfants. Je suis contente, j'ai repassé une pile de linge, j'ai vidé le lave-vaisselle (ça lui fera ça en moins…) Coudre des étiquettes sur les bodys pour la crèche ? Oui, avec plaisir ! Et je suis heureuse de leurs partages sur leurs projets, leurs activités, mon soutien et mon écoute si besoin, mon enthousiasme avec le leur, voilà tout ce qui fait qu'on est maman et grand-mère dans le plus grand des bonheurs et pour la vie !

CÉCILE,

maman de 3 enfants et

Grand-mère de 5 petits choux et du sixième qui est en route !

Jamais je n'aurais imaginé

Jamais ! Jamais je n'aurais pu imaginer le défi énorme que ça allait être pour moi de devenir maman. C'est clairement l'évènement de la vie qui pousse à devenir encore et toujours plus altruiste. Mais jamais non plus je n'aurais pu imaginer la joie immense et indescriptible que ça allait être.

Avant, je voyais les autres mamans dans les magasins, dans la rue, s'occuper de leurs enfants. J'étais remplie de jugements mais maintenant que c'est mon tour d'être la maman, la première chose que ça m'apprend c'est d'arrêter de juger les gens, que ce qui compte c'est de faire de son mieux avec qui on est et les enfants qu'on reçoit.

Il nous faut, en effet, nous adapter à chaque enfant qu'on reçoit. On a affaire à des êtres humains ; et par définition, chaque être humain est unique, il nous faut donc apprendre à les connaitre chacun individuellement.

Pour moi, il n'y a pas de manuel tout fait qui donnerait des directives sur comment prendre soin d'un enfant, pour la seule raison qu'il faudrait un manuel par être humain parce qu'on est tous unique.

Il existe tout de même des grandes lignes qui sont valables pour tous et qui s'appliquent à tout le monde. Des besoins qui sont communs à tous les êtres humains, mais rien ne pourra jamais remplacer le fait d'apprendre à se connaitre mutuellement et découvrir chacun de nos enfants individuellement. Nous leur disons qui ils sont pour nous, des merveilles créées par Dieu pour une vie extraordinaire, mais nous devons aussi les écouter nous dire qui ils sont. Plutôt rêveur, plutôt cartésien, plutôt sportif etc... sans chercher à le faire entrer dans le moule de mes attentes mais l'aimer pour qui il est. On se donne mutuellement le droit à l'erreur, on se demande pardon quand on a été blessant, et on grandit ensemble. Finalement, nos enfants doivent savoir que même adulte on ne cesse jamais de grandir, c'est juste qu'on grandit à l'intérieur.

Je pense que le mal du siècle c'est qu'on n'a pas (ou plus) la capacité (ou l'envie) de prendre le temps. On se met des exigences de fou de devoir réaliser tellement de choses en un minimum de temps que du coup on ne prend plus le temps de passer du temps ensemble, de s'observer, de regarder un enfant qui joue, de se câliner. Même juste des fois de se regarder les yeux dans les yeux sans rien dire. Ces choses qui semblent être une perte de temps, mais qui se révèlent être les vrais moments de la vie au final.

Notre société, plutôt égocentrique, nous pousse à satisfaire nos propres désirs alors que devenir mère c'est pratiquement le contraire de ça. C'est donner la vie ! Et donner la vie c'est forcément en perdre un petit peu, non ? En tout cas, a priori. A première vue, on perd un peu de vie parce qu'on donne notre vie, on donne notre temps, on donne notre énergie, on donne nos sourires, on donne toutes nos pensées pratiquement. Même notre corps quelque part on l'offre. Parce qu'à partir du moment où on porte un enfant et on lui donne la vie, notre corps ne sera plus jamais le même, plus jamais ! Mais la vie qu'on gagne en échange est extraordinaire. Pour moi, c'est la vraie vie. Si je sais accueillir cette nouvelle saison de vie, ce que je gagne est LARGEMENT supérieur à ce que je perds. Et nous sommes créés pour ça. Nous sommes créés pour être tournés vers l'autre. Rien de plus triste que de vivre uniquement pour soi-même.

Un jour, ces merveilles feront ce qu'on appelle leur propre vie, c'est d'ailleurs dans cette optique qu'on les éduque, mais si j'ai semé tout l'amour et l'attention dont ils ont besoin enfant, alors notre relation est éternelle. Elle ne s'arrêtera pas quand ils quitteront la maison, ni même quand je quitterai la terre. Dans cette optique qu'un jour mes enfants quitteront la maison, je construis mon couple plus que tout autre relation car celui-ci durera lorsque les enfants seront partis. Ce n'est pas le sujet du livre mais c'est pour moi impensable de ne pas préciser l'importance de construire son couple avant tout, et de plus, je crois que les enfants se sentent sécurisés de voir leurs parents s'aimer.

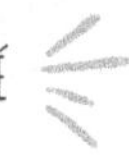

Ensuite, ce que j'ai appris d'autre en tant que maman, c'est connaitre ses limites et savoir les exprimer. On est dans un monde où on voudrait satisfaire tout le monde et ce n'est pas possible. Avoir des enfants, c'est un peu un garde-fou qui nous oblige à poser nos limites. Apprendre à dire « Non » à certaines choses pour pouvoir dire « Oui » à d'autres et tant pis de ce qu'on va penser de moi. Choisir c'est forcément renoncer. Si je choisis d'être présente la majorité des soirs pour des temps de qualité avec mes enfants, tant pis si on pense que je ne suis pas la copine cool qui boit un verre à chaque sortie de boulot. J'aurais moins de temps pour ma carrière dans les premières années de vie de mes enfants et la pression sociale ne sera pas facile à gérer, mais au moins j'aurai tout fait pour vraiment apprendre à les connaitre. Savoir dire « Non » pour pouvoir dire « Oui » à d'autres choses.

Enfin, pour moi être maman, c'est une vraie remise en question parce que la question qui vient se poser tout le temps c'est « Qu'est-ce que je veux pour ma vie ? ». Parce que cette question est un peu miraculeuse quelque part. C'est la question qui permet de prendre toutes les décisions de ma vie.

Si je veux un foyer aimant alors je renonce aux paroles destructrices quelles qu'elles soient. Par exemple, mal parler des autres devant nos enfants revient à semer de mauvaises graines. Si je veux qu'ils soient bien dans leurs baskets, alors je ne laisse personne leur dire qu'ils sont nuls même si je dois affronter avec amour des personnes impressionnantes. Je vais choisir mes mots pour les construire.

Enfin, j'ai mis ma confiance en Jésus-Christ qui, quand Il était sur la Terre, a révélé Dieu comme Père. Notre Papa aimant. Qui de mieux que notre créateur pour nous guider à être un bon parent ? Je lui demande quotidiennement de me guider, de m'apprendre à aimer comme Il nous aime, c'est-à-dire inconditionnellement, et toujours dans la vérité, pardonnant continuellement et déversant son affection sans limite. Tant qu'on vit, Il n'est jamais trop tard pour Lui demander de l'aide. C'est à l'Amour incarné de me montrer comment aimer. Et moi, tranquillement, je continue d'apprendre...

PRISCILLE GIMENEZ,

Pasteure et maman de 4 merveilles

Auteure(s) et contact(s)

Justine Lamboley

Justine Lamboley est naturopathe et Heilpraktiker, auteure de trois livres best-sellers Amazon (« Pratiquez le Bonheur », « Jeûner à la Maison » et « La Reprise Alimentaire »). Elle prépare un programme d'accompagnement à la grossesse et premiers mois de bébé. Vous la retrouvez sur la chaîne YouTube Mamans naturelles sur laquelle elle partage interviews et conseils sur l'alimentation et la santé de maman et bébé. Justine poursuit également une formation Montessori pour amener sa fille sur la voie de l'autonomie et de l'épanouissement personnel.

Contact : Mamans Naturelles (chaîne Youtube / Page Facebook & Instagram)

E-mail : justine.lamboley@haim.academy

Auteures des textes :

Contact des mamans qui ont témoigné dans ce livre et qui proposent un accompagnement de la femme, de l'enfant, ou de la famille dans divers domaines.

Armelle Delabre

Médiatrice familiale en région parisienne (91). La médiation familiale permet aux personnes en conflit dans le couple et/ou la famille de s'exprimer à travers des entretiens confidentiels pour favoriser le lien familial, l'autonomie et la responsabilité des personnes concernées.

Contact : https://mediationfamiliale91.fr

Aurélie Quissac

Naturopathe et iridologue. Consultations à Montpellier et à La Grande Motte.

Contact : senses-naturo@outlook.fr

Tél : 06 22 84 06 18

Fanja Randriamanjato

Sage-femme libérale au Cabinet des sages-femmes de l'Estaque. Spécialisée dans l'accompagnement de la santé de la femme et sa famille. Préparation à la naissance, et haptonomie. Auteure de « Prendre soin de son périnée à tout âge-Pourquoi et comment ? » aux Editions le courrier du livre (2019).

Contact : https://sagesfemmestaque.com/

Tél : 04 91 46 33 89

Aurélie Mazern-Viard :

Maman de 3 enfants et Doula, passionnée par l'alimentation de santé, basée dans la région de Nîmes. Son site : « aucoeurdelaconnaissance. info ». Co-fondatrice des éditions Biovie avec son mari Eric, elle a permis la traduction et publication de « Au Dodo les Petits », la cure qui permet de faire dormir vos enfants en toute quiétude et dans la bienveillance ». Le best-seller d'Anna Wahlgren « Par Amour des Enfants » (septembre 2019) est aussi disponible aux éditions Biovie.

Contact : http://www.aucoeurdelaconnaissance.info/

Nassima Oum Rayan

Infirmière, naturopathe, praticienne en PNL, fondatrice du Comité National de Recherche et de Soins par Ventouse (CNRSV), puis du Centre Umanessence situé à Asnières sur Seine en région parisienne. Elle consulte en ventousothérapie (hijama), médecine naturelle et prophétique, et elle forme des personnels médicaux à la pratique de la ventousothérapie.

Contact : www.umanesens.fr

Tél : 01 79 62 54 35

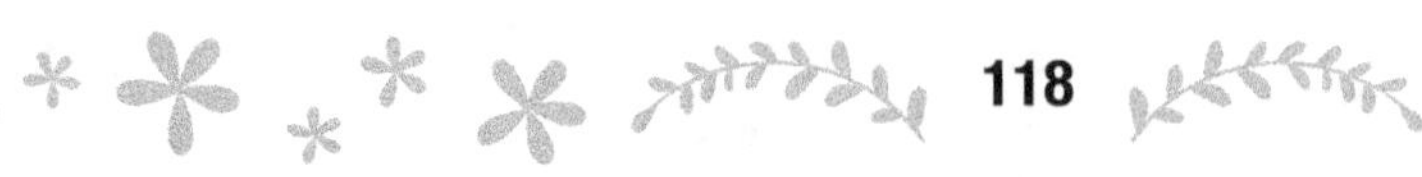

MARIE-JOSÉ SIBYLLE

Psychothérapeute à Lasseube dans les Pyrénées-Atlantiques. Diplômée en psychologie et en biologie, conférencière et auteure, Marie-José est spécialisée en psychothérapie de l'attachement et dans le suivi de l'adoption. Auteure du blog « Une Psy... cause ».

Contact : http://www.sibillemariejose.com/

NADINE VELLA :

Sage-femme libérale à Marseille. Préparation à l'accouchement physiologique, yoga et vibration, homéopathie... Clinique Bouchard.

Contact : 06 11 89 93 37

MERCI !

Je remercie toutes les mamans qui ont témoigné et partagé leur aventure dans ce livre. Chacune d'elle, avec son histoire personnelle, a mis beaucoup de cœur à écrire son expérience afin que vous soyez encouragée dans votre rôle de mère et que vous vous disiez enfin : « je fais de mon mieux et je suis formidable ! »

Merci à toutes les relectrices qui ont bien voulu relire patiemment et suggérer des améliorations des textes, Emilie, et Soumaya.

Merci à ma maman qui m'a donné la vie et qui m'a permis (en partie) d'être la femme que je suis aujourd'hui.

Merci pour votre soutien à vous, lectrices (et lecteurs).

Si vous avez aimé le livre, je vous serais reconnaissante si vous pouvez prendre une minute pour écrire un commentaire sur Amazon : **www.amazon.fr**. Vous pouvez taper mon nom dans l'outil de recherche et laisser un commentaire en bas de la page consacrée à l'ouvrage.

Je vous envoie beaucoup de paix et d'amour et vous souhaite d'être épanouie sur votre chemin de vie.

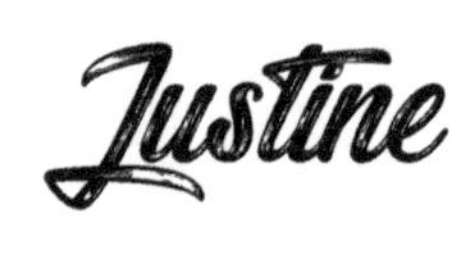

www.ingramcontent.com/pod-product-compliance
Lightning Source LLC
Chambersburg PA
CBHW080328030726
47593CB00010B/2934